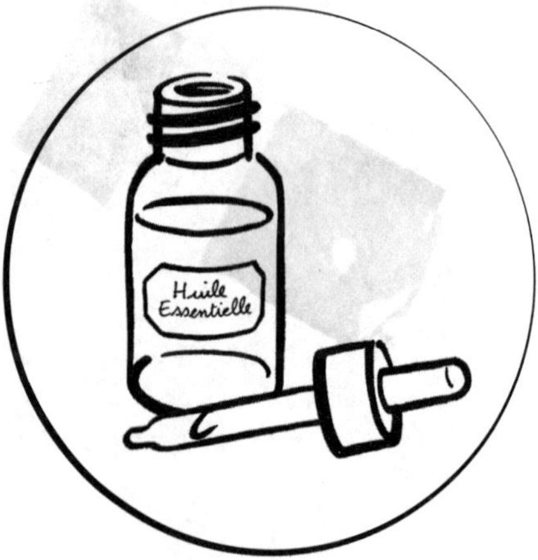
Huile
Essentielle

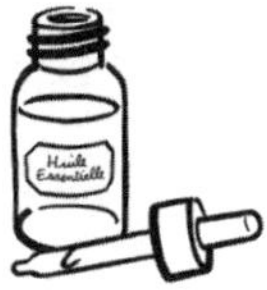

200 remèdes

aux huiles essentielles

Philippe Chavanne

FIRST
Editions

Les informations fournies dans cet ouvrage ne remplacent en aucun cas les conseils ou le traitement d'un expert. Parce que chaque individu est unique, il appartient au médecin d'effectuer un diagnostic et de superviser les traitements pour chaque problème de santé. Si un individu suivi par un médecin reçoit des conseils contraires aux informations fournies dans cet ouvrage, les conseils du médecin devront être respectés, car ils se basent sur les caractéristiques uniques de cet individu.

ISBN : 978-2-7540-5202-3
Dépôt légal : juillet 2013

Couverture : Chrystel Proupuech
Conception graphique : Chrystel Proupuech
chrystel@pinkpurplepaper.com
Illustrations : Pascale Etchecopar
Maquette : Graph'im 64

Éditions First
12, avenue d'Italie
75 013 Paris – France
Tél. : 01 44 16 09 00
Fax : 01 44 16 09 01
firstinfo@efirst.com
www.editionsfirst.fr

Table des matières

Avant-propos 9

Les huiles essentielles et l'aromathérapie en dix questions 13

1. Qu'est-ce qu'une huile essentielle ? 13
2. Qu'est-ce que l'aromathérapie ? 14
3. Huile essentielle : quel principe actif ? 15
4. Existe-t-il plusieurs qualités d'huiles essentielles ? 16
5. Quels sont les principaux procédés d'extraction ? 18
6. Les huiles essentielles peuvent-elles être considérées comme des médicaments ? 19
7. Les enfants peuvent-ils bénéficier des bienfaits thérapeutiques des huiles essentielles ? 20
8. Sur un plan thérapeutique, quelles sont les principales voies d'administration des huiles essentielles ? 21
9. Quelles sont les précautions d'emploi ou les contre-indications ? 26
10. Quels sont les autres domaines d'utilisation des huiles essentielles ? 29

Trucs, astuces et remèdes 33

Beauté et hygiène du corps 35

Santé et bien-être 111

Maison et jardin 179

Index thématique 239

Index alphabétique 247

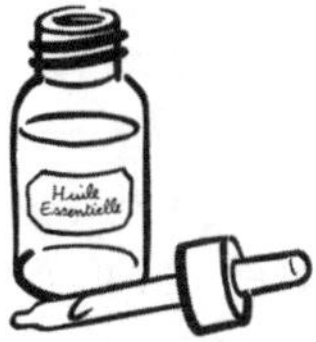

Des huiles
qui ont accompagné
l'homme tout au long
de son histoire

Si, aujourd'hui, on redécouvre toutes les vertus de l'aromathérapie ainsi que tous les pouvoirs et propriétés des huiles essentielles, il faut toutefois se rendre compte que celles-ci sont utilisées pratiquement depuis la nuit des temps et qu'elles ont accompagné l'homme quasiment tout au long de son évolution.

Rien d'étonnant à cela, en fait : la très saine et efficace médecine par les plantes est l'une des plus anciennes que l'on connaisse. Pendant des centaines, et même des milliers d'années, les hommes ont soigné avec un réel succès leurs blessures et maladies grâce à ce que la nature leur offrait avec une belle générosité.

Avant même qu'on ne la baptise « aromathérapie », l'utilisation des huiles essentielles faisait partie intégrante de cette médecine douce, naturelle et remarquablement efficace.

L'emploi de ces huiles « pas comme les autres » remonte certainement à plusieurs millénaires avant notre ère. On sait, par exemple, que les Indiens et les Chinois qui vivaient il y a 7 000 ans de cela maîtrisaient déjà les bases des procédés d'extraction des principes actifs des plantes les plus intéressantes sur le plan thérapeutique et sur le plan du bien-être pris dans son acception la plus large. Plus près de nous, sur les rives du Nil, les Égyptiens de l'époque des pharaons utilisaient certaines huiles essentielles dans le processus d'embaumement des corps. Mais c'est au célèbre médecin perse Avicenne que l'on doit la distillation de la toute première huile essentielle pure : il réussit en effet à extraire l'huile essentielle de rose, qui devint, par la même occasion, la toute première huile essentielle pure de l'histoire. Plus généralement, il utilise largement l'aromathérapie dans les traitements qu'il préconise et ne manque jamais de l'évoquer dans certains de ses plus célèbres écrits.

C'est cependant aux Romains que l'on doit l'arrivée des huiles essentielles dans nos contrées. À partir de ce moment, elles ne vont cesser de gagner en popularité, et l'aromathérapie deviendra même l'une des plus solides et fiables bases de la pharmacie et de la médecine. Un chiffre pour illustrer cela : dès le Moyen Âge, on dénombre déjà plus d'une centaine d'huiles essentielles régulièrement employées par les pharmaciens et médecins de l'époque.

Ce n'est qu'avec l'avènement d'une industrie pharma-chimique particulièrement puissante au niveau industriel et financier que les saines méthodes thérapeutiques qui ont fait la preuve de leur réelle efficacité durant des siècles et des millénaires sont délaissées. Désormais, appuyée par un *lobby* tout-puissant qui parvient par divers moyens à avoir les faveurs et le soutien des autorités sanitaires et politiques, l'industrie pharmaceutique fait – à tort ! – passer les remèdes naturels et efficaces pour de douteux traitements de rebouteux. Elle impose son lot de médications chimiques sans, bien entendu, soulever le fait que nombre d'entre elles sont d'une efficacité réelle plus que relative, qu'elles peuvent entraîner de graves dépendances et qu'elles ont des effets secondaires totalement indésirables et parfois franchement dangereux pour la santé humaine, ce qui est tout de même un comble !

L'année 1928 est importante pour les huiles essentielles. C'est en effet à cette date que le chimiste français René-Maurice Gattefossé invente le mot « aromathérapie ». À sa suite, nombreux sont les chimistes, médecins conscients des limites de la médecine classique et autres pharmaciens qui se penchent sur les huiles essentielles. Découvrant – ou plutôt redécouvrant – leurs extraordinaires vertus, leurs incroyables propriétés et, d'une manière globale, tous les bienfaits qu'elles peuvent apporter dans différents domaines de la vie quotidienne : la santé, bien entendu, mais également l'hygiène corporelle, le bien-être général, les soins de beauté… jusqu'à l'entretien de la maison.

De recherches en découvertes, l'aromathérapie évolue. Elle devient véritablement moderne. Même scientifique. Et peut sans conteste se poser en alternative fiable et efficace de médications chimiques qui font trop souvent la une d'une actualité dramatique.

Aujourd'hui, on prend enfin conscience de toutes les fabuleuses possibilités offertes par les huiles essentielles judicieusement utilisées. On se rend compte de leur potentiel hors du commun. Et de l'étendue de leurs actions. Un juste retour des choses, en somme…

Les huiles essentielles et l'aromathérapie en dix questions

Pour efficaces qu'elles soient, les huiles essentielles ne peuvent jamais être utilisées au hasard, « au petit bonheur la chance », comme dit une expression populaire. Pour retirer un maximum de bénéfices et de bienfaits de leur utilisation, dans n'importe quel domaine de la vie courante, les huiles essentielles doivent toujours être employées à bon escient. Judicieusement. En évitant de substituer une huile à une autre (deux huiles essentielles, même relativement proches, n'auront jamais tout à fait les mêmes effets) et en respectant scrupuleusement les dosages prescrits.

En résumé : avant d'avoir recours aux huiles essentielles, il est impératif de savoir exactement de quoi l'on parle. Apprendre à bien connaître ces huiles, leurs effets, leurs principes actifs, leurs éventuelles limites et précautions d'utilisation… c'est surtout apprendre à les utiliser au mieux pour une efficacité maximale.

Voici donc dix questions essentielles à se poser au sujet des huiles… du même nom !

1. Qu'est-ce qu'une huile essentielle ?

Les essences végétales – qui sont tout à la fois aromatiques, volatiles et très fragiles – sont synthétisées par le règne végétal. On les retrouve dans toutes les parties des plantes : les feuilles, les fleurs, les fruits, les racines, le bois, les graines… Les huiles essentielles sont obtenues par l'extraction de ces essences. Il est très rare, lorsqu'on extrait une huile essentielle, que l'on utilise l'ensemble de la plante. En principe, seule une ou deux parties d'une plante fournissent l'huile essentielle recherchée.

Une huile essentielle est toujours liquide, plus légère que l'eau et non miscible (c'est-à-dire qu'elle ne se mélange pas à l'eau). Contrairement à ce que l'on pourrait penser de prime abord, une huile essentielle n'est jamais grasse. Elle est huileuse, certes, mais pas grasse comme le sont les huiles végétales.

Il est tout à fait primordial de souligner le fait que chaque huile essentielle est unique. Elle a une odeur spécifique. Elle possède des vertus, propriétés et caractéristiques qui lui sont propres.

2. Qu'est-ce que l'aromathérapie ?

Le mot « aromathérapie » est d'origine récente. Il a été inventé par un parfumeur et chimiste français vers la fin des années 1920.

L'aromathérapie est l'art d'apporter des soins par les huiles essentielles. Cette méthode thérapeutique est donc à distinguer de la phytothérapie, qui est la médecine par les plantes et qui peut se décliner sous de nombreuses formes différentes : les sirops, les tisanes et infusions, les extraits (secs ou non)...

L'aromathérapie – qui, comme son nom l'indique, est plutôt du domaine médical – est également à distinguer de l'aromatologie, laquelle s'intéresse plus spécifiquement aux huiles essentielles employées dans les domaines de l'hygiène corporelle, des soins de beauté et du bien-être pris dans sa globalité.

Les inconditionnels de l'aromathérapie (dont, bien entendu, les aromathérapeutes) n'hésitent pas à affirmer qu'il s'agit d'une sorte de super-phytothérapie qui se montre d'une réelle efficacité à condition d'effectuer préalablement le bon diagnostic, d'utiliser les huiles essentielles adéquates et de privilégier les dosages les plus précis.

3. Quel est le principe actif des huiles essentielles ?

Un chiffre pour commencer – et même un chiffre étonnant ! – : chaque huile essentielle comporte plus de 200 substances actives différentes qui, ensemble, lui confèrent ses propriétés.

Les principes actifs des huiles essentielles étant entourés d'autres substances, notre organisme tolère et assimile d'autant mieux ces huiles. Et c'est là que réside l'une des plus importantes différences entre les médicaments chimiques classiques et les huiles essentielles. C'est là aussi que réside l'un des atouts majeurs de ces dernières. Dans leur immense majorité, les médicaments chimiques contiennent un principe actif et pas grand-chose d'autre. D'où ce que les industries du secteur tentent de faire passer pour un argument : la « pureté chimique » de leurs produits. Mais c'est indiscutablement de là que vient l'un des principaux dangers de ces médicaments : leur « pureté chimique » est justement l'un des agents responsables des effets secondaires indésirables. L'argument avancé par l'industrie pharmaceutique vient de se retourner contre elle !

4. Existe-t-il plusieurs qualités d'huiles essentielles ?

Il est incontestable qu'il existe une multitude de qualités d'huiles essentielles. À côté de produits réellement extraordinaires s'en trouvent d'autres d'une incroyable médiocrité et à éviter absolument.

Pour le néophyte, il n'est cependant pas toujours facile de s'y retrouver et de faire le tri entre les publicités, les emballages parfois racoleurs et les propos de vendeurs qui font tout (et parfois n'importe quoi...) pour se montrer convaincants.

Trois choses importantes, pour commencer :

- pour une utilisation thérapeutique, seules les huiles certifiées « 100 % naturelles » ont droit de cité ;
- les huiles essentielles synthétiques, qui ne sont jamais que des fausses huiles essentielles, ne doivent jamais avoir vos faveurs. Surtout pas pour une utilisation thérapeutique, sachant que certaines d'entre elles sont hautement toxiques ou, à tout le moins, largement soupçonnées de toxicité (la preuve de leur innocuité n'est pas encore faite, loin de là !) ;
- la préférence doit toujours être accordée aux huiles essentielles de qualité biologique certifiée (les plantes de base n'ont alors pas été traitées chimiquement par des pesticides, engrais chimiques… et il ne s'agit bien sûr pas de plantes OGM), 100 % pures et 100 % totales (les huiles essentielles contiennent alors tous les composants aromatiques de la plante).

Cela étant précisé, il faut savoir que la qualité finale du produit dépend non seulement de la qualité des plantes de base (des plantes biologiques sont toujours préférables), mais également des procédés d'extraction et de distillation.

5. Quels sont les principaux procédés d'extraction ?

Trois grands procédés sont utilisés pour extraire les huiles essentielles des plantes :

- **l'extraction par solvant** est un procédé qui vise à dissoudre les essences de la plante dans un solvant volatile. Le produit ainsi obtenu ne peut être efficacement utilisé dans le domaine thérapeutique, mais peut toutefois convenir en parfumerie.
- **la pression (parfois appelée « expression »)** consiste à presser la partie intéressante de la plante afin d'en récupérer un maximum d'essences. À noter que les huiles essentielles obtenues par ce procédé sont généralement appelées « essences ».
- **la distillation** est la méthode la plus largement utilisée car elle convient à l'immense majorité des végétaux, même si le temps de distillation peut grandement varier d'une plante à l'autre. Comme les huiles essentielles sont solubles dans la vapeur, le distillateur envoie de la vapeur d'eau sur les plantes et celle-ci se charge d'huiles essentielles. Cette vapeur d'eau enrichie est ensuite refroidie, elle redevient liquide et les huiles essentielles s'en dissocient (puisqu'une huile essentielle est non miscible). Il suffit alors de les récupérer par simple décantation.

6. Les huiles essentielles peuvent-elles être considérées comme des médicaments ?

Si elles sont incontournables pour les soins de beauté et l'hygiène corporelle, et si elles sont toujours très intéressantes à utiliser dans le cadre de l'entretien de la maison, les huiles essentielles peuvent également être légitimement considérées comme de vrais médicaments. Sans la moindre hésitation ! Et sans le moindre doute possible ! Plus encore : correctement employées, les huiles essentielles se positionnent résolument comme des médicaments d'une extraordinaire efficacité.

Contrairement aux médications chimiques classiques, les huiles essentielles sont composées d'un principe actif principal et de composés secondaires. Le premier va agir directement et efficacement pour traiter telle ou telle pathologie, les seconds auront une action sur une autre sphère. Une huile essentielle est donc plus complète qu'un médicament classique.

Plus encore : dans certains cas, il est même possible de solutionner plusieurs problèmes en même temps. C'est en tout cas possible si les différents troubles dont vous souffrez sont liés les uns aux autres : dans ce cas, un seul remède combinant plusieurs huiles essentielles judicieusement sélectionnées, voire une seule huile essentielle bien choisie, peut soulager l'ensemble des problèmes.

En revanche, si vous souffrez de plusieurs maux qui n'ont aucun rapport les uns avec les autres, il est préférable de ne pas essayer de les traiter tous en même temps. Dans ce cas de figure, il est plus indiqué de commencer par traiter le problème le plus grave, avant de passer au suivant. Une règle essentielle : toujours respecter un délai d'une dizaine de jours entre deux traitements différents.

7. Les enfants peuvent-ils bénéficier des bienfaits thérapeutiques des huiles essentielles ?

De nombreux spécialistes préconisent l'utilisation des huiles essentielles chez les enfants, même si quelques précautions élémentaires sont à prendre. En effet, certaines huiles essentielles risquent de provoquer des troubles nerveux chez les enfants de moins de 6 ans. Passé cet âge et administrées par un spécialiste compétent, les huiles essentielles ne sont plus contre-indiquées. Avec un avantage supplémentaire : le cas échéant, les huiles essentielles permettent d'éviter d'administrer des antibiotiques aux enfants. Autre attrait non négligeable : bien souvent, l'utilisation judicieuse des huiles essentielles permet aussi d'éviter que les infections se succèdent les unes aux autres, ce qui est impossible avec les médicaments classiques. Enfin, autre atout primordial : les huiles essentielles soignent « en profondeur » (elles ne se contentent pas de masquer les symptômes, mais cherchent à traiter la maladie) et rapidement.

Tout cela étant précisé, il convient toutefois de faire attention. Quelques huiles essentielles risquent de provoquer de légers troubles nerveux chez l'enfant et elles doivent donc être évitées (en tout cas avant l'âge de 6 ou 7 ans). Les aromathérapeutes pourront vous conseiller et, le cas échéant, prescrire des dosages spécifiques pour les enfants.

8. Sur un plan thérapeutique, quelles sont les principales voies d'administration des huiles essentielles ?

D'emblée, on peut dire que l'aromathérapie autorise de multiples voies d'administration des huiles essentielles, la finalité étant toujours une efficacité maximale et une limitation extrême des éventuels effets secondaires. Quel que soit le mode d'administration, les huiles essentielles pénètrent toujours dans le corps, transitent par la circulation sanguine et finissent par atteindre le siège du problème médical.

Il faut néanmoins préciser que le mode d'utilisation dépend d'un individu à l'autre (en fonction de son état de santé, du problème à solutionner…) et de l'huile essentielle choisie (certaines d'entre elles sont déconseillées par voie interne, tandis que d'autres se montrent agressives pour la peau).

Tout cela étant précisé, les trois principales voies d'administration des huiles essentielles sont **la voie interne, la voie cutanée et la voie olfactive**.

La voie interne se subdivise elle-même en trois modes d'administration :

- **la voie orale :** on parle ici de gouttes, de sirops, de gélules… Ce mode d'administration est à recommander pour soigner les infections internes, mais aussi pour traiter les troubles circulatoires. Dans la plupart des cas, le support conseillé pour recevoir le nombre *ad hoc* de gouttes d'huile essentielle est le comprimé neutre, disponible en pharmacie. Il est très facile d'utilisation et absorbe bien les huiles. Mais ce n'est pas le seul support possible : le miel est aussi excellent car il permet un passage assez rapide dans les capillaires sanguins ou dans les voies digestives (lorsqu'il est dissous dans une bonne tisane, par exemple). Le sucre est aussi possible, sauf bien entendu pour les personnes diabétiques. Enfin, à défaut de comprimé neutre, de miel ou de morceau de sucre, une huile végétale de qualité (une excellente huile d'olive vierge extra, par exemple) peut aussi faire l'affaire.

Attention à certaines huiles essentielles administrées par voie orale !

Il est important de souligner que certaines huiles essentielles ne peuvent être administrées par voie orale que sur recommandation d'un praticien compétent. C'est notamment le cas des huiles essentielles de pin et de sapin, d'encens, de jasmin, de santal, de genévrier, de myrrhe et de benjoin.

- **la voie rectale :** on parle ici de suppositoires, qui sont souvent un moyen fort efficace pour traiter les problèmes respiratoires et des pathologies telles que l'angine, la bronchite... Les suppositoires sont aussi particulièrement indiqués pour traiter les problèmes de prostate.
- **la voie vaginale :** on parle ici d'ovules gynécologiques. Ils sont utilisés, comme leur nom le laisse clairement entendre, pour traiter efficacement les mycoses et autres infections gynécologiques.

La voie cutanée est fort bien tolérée chez la plupart des personnes et se montre d'une remarquable efficacité. C'est donc un excellent mode d'administration. Il est notamment à privilégier en cas de troubles de la circulation veineuse, de problèmes dermatologiques, de courbatures, de troubles digestifs, de stress, d'arthrose...

Il faut cependant savoir que certaines huiles essentielles ne peuvent pas être administrées par cette voie si vous vous exposez au soleil car, combinées à l'action des rayons solaires, elles peuvent laisser des taches sur la peau. C'est notamment le cas des huiles essentielles de citron, de mandarine, de pamplemousse, d'orange, de bergamote, de verveine et d'angélique.

La voie cutanée se subdivise aussi en plusieurs modes d'administration :

- **le massage :** convenant aussi bien aux enfants qu'aux personnes adultes, ce mode d'administration combine les bienfaits des huiles essentielles à une réelle action apaisante. En outre, en favorisant une bonne circulation sanguine, le massage permet une meilleure diffusion des huiles essentielles dans l'organisme. Dans de nombreux cas, un massage du plexus avec une ou des huiles essentielles adaptées se montre particulièrement bénéfique. En revanche, il faut toujours garder en mémoire que certaines huiles essentielles peuvent provoquer une irritation de la peau ou une réaction allergique (et cela même lorsqu'elles sont mélangées à une huile végétale). C'est notamment le cas des huiles essentielles de cannelle, de menthe poivrée, de pin, de basilic, de laurier, d'origan (compact ou de Grèce), de sarriette, de girofle. Il vaut donc mieux les éviter en massage.
- **le bain :** conseillé en cas d'infections respiratoires, de douleurs, de fatigue, de problèmes nerveux, de stress...

un bain aux huiles essentielles est souvent extraordinairement apaisant. Dans le même ordre d'idées, un bain de mains, un bain de pieds, voire une agréable douche aux huiles essentielles peuvent vous soulager de bien des maux. À ce sujet, il faut ouvrir une parenthèse concernant les gels douche dits « aux huiles essentielles ». Il ne faut surtout pas se laisser tromper par les mentions tapageuses figurant sur les emballages de ces produits, ni par des publicités souvent bien loin de la triste réalité. Ces gels douche n'ont strictement aucun intérêt ! Les doses d'huiles essentielles sont si faibles qu'elles n'auront pas le moindre effet concret.

- **La compresse :** une compresse est parfaite si vous désirez prolonger le contact d'une huile essentielle sur votre peau. C'est très efficace en cas de violent mal de tête, d'entorse, de foulure… On distingue deux types de compresses : les compresses chaudes et les compresses froides. Les premières réchauffent et apaisent de nombreuses douleurs comparables à des contractures. Les secondes s'avèrent utiles en cas de douleur inflammatoire, d'urticaire, de brûlure, de piqûre d'insecte…

La voie olfactive permet aux huiles essentielles de pénétrer aisément dans les voies respiratoires. Elle se subdivise elle-même en quatre grands modes d'administration :

- **l'inhalation humide :** il est généralement conseillé de pratiquer une telle inhalation en fin de journée, alors que vous ne devez plus sortir. À noter que ce type d'inhalation est déconseillé aux personnes souffrant d'asthme. L'inhalation est intéressante dans les cas de problèmes nerveux et de troubles ORL.

- **l'inhalation sèche** : ce procédé est d'une facilité déconcertante. Il suffit de verser le nombre requis de gouttes d'huile essentielle sur un mouchoir propre et de respirer à fond, en répétant ce traitement à plusieurs reprises en cours de journée.
- **l'application sur la face interne des poignets** : ce mode d'administration est idéal pour lutter contre la majorité des troubles d'ordre psychologique.
- **la diffusion** : un diffuseur d'huiles essentielles est idéal pour assainir, parfumer et purifier l'air ambiant d'une pièce ou d'une habitation. Sur un plan plus spécifiquement thérapeutique, la diffusion d'huiles essentielles adéquates permet une meilleure détente générale (la diffusion est notamment conseillée en cas de troubles nerveux et de problèmes psychologiques), mais aussi la prévention de certaines épidémies (les rhumes, les grippes…). Certaines huiles essentielles sont réputées être anti-insectes. Elles sont intéressantes à diffuser lors des périodes de prolifération des moustiques, guêpes et mouches. C'est notamment le cas des huiles essentielles de citronnelle et de géranium.

9. Quelles sont les précautions d'emploi ou les contre-indications ?

Un premier constat primordial s'impose : lorsqu'elles sont prescrites par un spécialiste compétent et que les dosages sont scrupuleusement respectés, les huiles essentielles ne présentent pas le moindre danger et n'offrent, au contraire, que des vertus, propriétés et bienfaits.

Très puissantes, les huiles essentielles sont donc particulièrement bénéfiques pour l'organisme. À condition, toutefois, d'être bien utilisées. En revanche, lorsqu'elles sont mal employées (huile essentielle inadaptée, mauvais dosage...), les huiles essentielles peuvent être la cause de multiples effets secondaires indésirables.

L'effet secondaire le plus courant est l'allergie. Ou, à tout le moins, une irritation (de la peau ou des muqueuses, selon l'utilisation). Dans d'autres cas, on parle d'effets secondaires nettement plus spectaculaires (et heureusement beaucoup plus rares) : endormissement soudain, crise d'euphorie...

Pour éviter la plupart des problèmes, fiez-vous aux recommandations des aromathérapeutes les plus compétents ou respectez les dosages précis préconisés dans cet ouvrage. Mais ne tentez jamais de l'automédication « au hasard ». Il n'y a rien de plus contre-productif que d'utiliser la première huile essentielle qui vous tombe sous la main (il y a fort peu de chance pour qu'elle soit justement celle dont vous avez vraiment besoin), de confectionner vos propres « cocktails » d'huiles essentielles, de suivre les avis (souvent fantaisistes) d'amis qui ont quelque vague notion sur le sujet, et de surdoser les traitements prescrits.

Quelques autres précautions de base :

- **N'utilisez pas les huiles essentielles à long terme, même si les dosages sont faibles.** Si, toutefois, votre traitement s'inscrit sur la durée, prévoyez de l'entrecouper de pauses. Généralement, on recommande huit à dix jours d'interruption après trois semaines de traitement.
- **Les femmes enceintes doivent éviter l'utilisation des huiles essentielles**, surtout pendant les trois premiers mois de leur grossesse. De toute façon, l'automédication est proscrite et seul un aromathérapeute compétent peut décider de l'utilisation d'une huile essentielle pendant la grossesse. Le principe de précaution suggère de s'abstenir d'utiliser des huiles essentielles tout au long de la grossesse. De même, après l'accouchement, les mères qui allaitent doivent aussi éviter leur utilisation, car ces huiles ont tendance à passer dans le lait maternel.
- **Ne versez jamais d'huile essentielle dans les yeux.** Si cela vous arrive par mégarde, lavez l'œil le plus vite possible avec une généreuse quantité d'eau fraîche. Si une douleur persiste, versez avec précaution quelques petites gouttes d'huile d'amande douce dans l'œil atteint. Enfin, si les problèmes perdurent, consultez un ophtalmologue.
- **Certaines huiles essentielles peuvent provoquer des troubles nerveux chez les plus jeunes.** Elles sont donc totalement déconseillées aux bébés et aux enfants en bas âge (en dessous de 6 ans). Passé cet âge, elles ne présentent plus le moindre risque de cet ordre.

- **N'utilisez jamais les huiles essentielles en intramusculaire ou en intraveineuse.** En effet, une huile essentielle peut renfermer jusqu'à plusieurs centaines de sortes de molécules. Les scientifiques regroupent ces molécules en plusieurs chémotypes (CT) ou « familles biochimiques » (cétone, esters, coumarine, phénol...) en fonction de la similarité de leurs propriétés. En ce qui concerne l'usage interne, il faut savoir que certains chémotypes sont des poisons et ne doivent jamais être absorbés.
- **Certaines huiles essentielles sont à déconseiller aux personnes souffrant d'épilepsie.** C'est notamment le cas des huiles essentielles de sauge et de fenouil, ainsi que de certaines huiles essentielles de romarin.
- **Les personnes souffrant de problèmes thyroïdiens doivent aussi éviter certaines huiles essentielles.** Ainsi, l'huile essentielle de fenouil a tendance à ralentir le travail de la thyroïde (elle est donc à déconseiller aux personnes souffrant de troubles hypothyroïdiens), tandis que l'huile essentielle d'ail a, au contraire, le pouvoir de stimuler la thyroïde (elle est donc à déconseiller aux personnes souffrant de problèmes hyperthyroïdiens).

10. Quels sont les autres domaines d'utilisation des huiles essentielles ?

Tout à fait indispensables dans le cadre thérapeutique et dans l'optique d'une médecine douce, efficace et naturelle, les huiles essentielles ont cependant d'autres domaines de prédilection.

Ainsi, elles sont incontournables pour réaliser et/ou enrichir de nombreuses préparations liées à l'hygiène corporelle et aux soins de beauté. On parle ici de shampoings pour cheveux normaux, gras ou secs, de soins pour les mains ou les pieds, de baumes, de crèmes, de lotions, de masques... à utiliser très régulièrement pour une efficacité maximale. On évoque aussi les parfums, les savonnettes « faits maison », les baumes pour les lèvres, une surprenante huile anticellulite... et quantité d'autres produits naturels qui permettent à chacune et à chacun d'avoir le teint frais, une chevelure en pleine santé, des mains douces, un superbe bronzage...

Les huiles essentielles sont aussi... essentielles dans toute la maison. Elles parfument le linge, désodorisent les toilettes, permettent d'éviter les invasions d'insectes, éliminent les taches faites sur le cuir, le coton ou le lin, nettoient le micro-ondes, entretiennent les sols, permettent de réaliser de meilleures lessives et des vaisselles qui n'abîment plus les mains, ravivent les broderies, entrent dans la préparation d'excellentes cires à bois, rendent les vitres et le cristal étincelants...

Enfin, plus surprenant peut-être, certaines huiles essentielles trouvent aussi leur place en cuisine. À condition de les employer avec une relative modération tant elles sont aromatiques. Il suffit souvent d'une seule petite goutte de trop pour gâcher la préparation gourmande la plus prometteuse. Ainsi, elles accommodent l'immense majorité des sauces, de nombreuses préparations à base de poulet, la majorité des glaces et sorbets « faits maison » (pas les produits industriels du commerce !), les tartes salées, des soupes, certains cocktails (notamment à base de champagne)...

À noter que certaines huiles essentielles ont aussi des effets intéressants sur la digestion : l'huile essentielle d'orange amère est apéritive, les huiles essentielles de fenouil doux, d'orange douce et d'estragon ont des propriétés antiballonnements, tandis que les huiles essentielles de citron, de verveine, de bergamote, d'aneth, de menthe, de basilic et de pamplemousse sont digestives.

Quelques idées aussi amusantes que délicieuses

- *Ajoutez 1 à 2 gouttes d'huile essentielle d'estragon à votre sauce béarnaise ;*
- *Incorporez 1 ou 2 gouttes d'huile essentielle de menthe à la vinaigrette qui accompagnera votre salade verte ;*
- *Ajoutez 2 ou 3 gouttes d'huile essentielle de lavande à votre miel de lavande, votre miel de montagne ou votre miel toutes fleurs ;*
- *Incorporez 1 ou 2 gouttes d'huile essentielle de thym à la vinaigrette qui accompagnera votre salade de tomates fraîches ;*
- *Ajoutez 1 ou 2 gouttes d'huile essentielle de basilic à votre mayonnaise maison (pas un produit du commerce).*

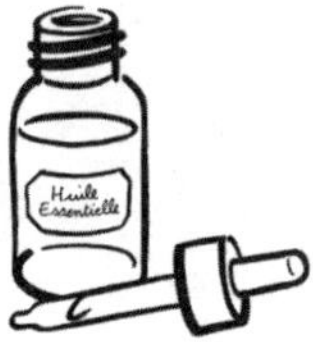

Trucs, astuces et remèdes

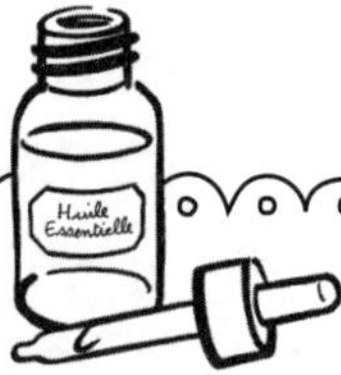

Beauté et hygiène du corps

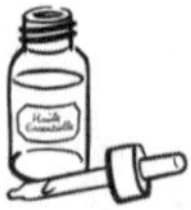

Acné (traiter l’)

10 gouttes d’huile essentielle d’arbre à thé • 1 cuil. à soupe de mousse d’Irlande, en poudre • 4 cuil. à soupe de gel d’aloès • 2 cuil. à soupe d’huile d’amande douce • 50 cl d’eau distillée

Mélangez la poudre de mousse d’Irlande et l’eau distillée. Patientez environ 20 minutes, le temps que la mousse d’Irlande puisse gonfler et absorber une partie de l’eau distillée. Versez cette préparation dans une casserole, portez à ébullition, puis laissez mijoter pendant une vingtaine de minutes, en remuant de temps à autre. À la fin de cette cuisson, filtrez soigneusement la préparation au travers d’une passoire. Dans un bol, transvasez 3 ou 4 cuillerées à soupe de la préparation ainsi obtenue et ajoutez-y le gel d’aloès. Battez le tout au fouet électrique, en versant petit à petit l’huile d’amande douce. Incorporez l’huile essentielle d’arbre à thé et fouettez énergiquement. Enfin, transvasez la crème obtenue dans un pot à large ouverture et fermant hermétiquement. Cette crème, à appliquer matin et soir, est très efficace pour soigner l’acné qui pose tant de problèmes aux jeunes gens.

Une petite variante très simple : chaque jour, matin et soir, appliquez 1 goutte d’huile essentielle d’arbre à thé sur chaque bouton, jusqu’à amélioration de votre état.

Mes conseils en plus

La mousse d'Irlande est une algue jaune que l'on connaît aussi sous le nom de « carragheen ». Elle est utilisée dans le domaine thérapeutique, mais aussi dans l'industrie alimentaire comme gélifiant. L'huile essentielle d'arbre à thé se positionne comme l'un des plus formidables antiseptiques naturels, tandis que le gel d'aloès a un effet adoucissant et des propriétés astringentes. Il convient à tous les types de peau.

Problème de peau relativement fréquent, l'acné peut gâcher la vie d'un(e) adolescent(e) par son côté inesthétique. La plupart du temps banale, elle peut néanmoins nécessiter, dans certains cas, des traitements qui passent pour être assez contraignants et intensifs. Cette maladie de la peau qui affecterait, selon certains chiffres, plus de 70 % des adolescent(e)s est causée par la conjonction de trois facteurs : la sécrétion excessive de sébum dans le follicule pileux qui se trouve à la racine des poils, l'obstruction du follicule et un développement bactérien à l'intérieur du follicule. Contrairement à certaines idées reçues, l'alimentation ne joue aucun rôle dans l'apparition et/ou le développement de l'acné (et cela même si une nourriture saine et équilibrée doit toujours être de mise). Pas plus que cette maladie n'est due à un manque d'hygiène (au contraire, certains « ados » aggravent l'acné en nettoyant les lésions de manière trop drastique et/ou avec des produits industriels agressifs et peu recommandés). Enfin, même si les lésions d'acné contiennent une petite bactérie, il ne s'agit en aucun cas d'une maladie contagieuse ou transmissible.

Activateur de bronzage (préparer un)

5 gouttes d'huile essentielle de bergamote • crème de jour

Nul besoin d'utiliser les produits chimiques du commerce, aux composants souvent aussi douteux que l'efficacité réelle, pour activer votre bronzage estival. Plus simplement, plus sainement et beaucoup plus économiquement, incorporez 5 gouttes d'huile essentielle de bergamote à votre crème de jour. Mélangez bien et appliquez chaque jour la crème comme vous le faites d'habitude.

Bain (préparer des cristaux de)

2 cuil. à café d'huile essentielle de cannelle • 2 cuil. à café d'huile essentielle de gingembre • 225 g de bicarbonate de soude • 450 g de gros sel marin • quelques gouttes de colorant alimentaire jaune • quelques gouttes de colorant alimentaire rouge

Mettez le bicarbonate de soude et le gros sel marin dans un plat creux et mélangez-les bien. Partagez ce mélange en deux parties égales. Dans la première moitié, incorporez l'huile essentielle de gingembre et le colorant alimentaire jaune, goutte à goutte, en mélangeant intimement après chaque ajout, de manière à obtenir une belle couleur uniforme. Dans la seconde moitié, versez l'huile essentielle de cannelle et le colorant alimentaire rouge. Procédez aussi goutte par goutte, en mélangeant bien après chaque ajout. Transvasez vos cristaux de bain, en couches alternées, dans un flacon fermant hermétiquement. Entre chaque ajout, secouez délicatement le flacon de manière à bien tasser les cristaux de bain. Versez ensuite 3 cuillerées à soupe de ces cristaux dans l'eau de votre bain et profitez des bienfaits apportés par leurs composants.

Mes conseils en plus

Si vous prenez un flacon à goulot étroit, utilisez un entonnoir pour le remplir de cristaux. N'ajoutez les colorants alimentaires que goutte à goutte, en mélangeant entre chaque ajout. C'est la seule manière d'obtenir vraiment la nuance colorée désirée : plus foncée ou plus pastel.

Le gingembre est un excellent tonique général, souvent utilisé comme dynamisant naturel. Il est aussi fébrifuge (il agit contre la fièvre) et stomachique (il active la digestion).

Ces cristaux de bains se conservent, à l'abri de l'humidité, pendant environ 2 ans.

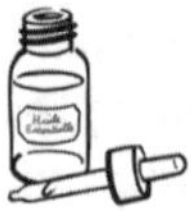

Bain (préparer un tonique pour le)

10 gouttes d'huile essentielle de rose • 4 gouttes d'huile essentielle de géranium • 110 g d'un mélange de baies et de feuilles de sureau • 90 cl d'eau minérale

Hachez les feuilles de sureau et mettez-les dans une casserole. Ajoutez les baies et couvrez d'eau minérale. Portez le tout à ébullition et laissez frémir pendant 5 minutes environ. Retirez alors le récipient du feu, laissez complètement refroidir la préparation. Incorporez-y les huiles essentielles, puis filtrez la préparation, bien mélangée, dans un flacon fermant hermétiquement. En cas de besoin, versez 1 tasse de ce tonique dans l'eau de votre bain.

Mes conseils en plus

L'eau minérale peut être remplacée par la même quantité d'eau de pluie.

Ce tonique, qui se conserve au réfrigérateur pendant 3 à 4 semaines, est parfait pour vous procurer un petit coup de fouet.

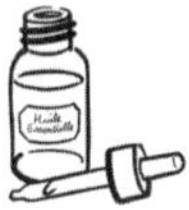

Bain antistress (préparer un)

2 gouttes d'huile essentielle de pin • 3 poignées de cônes de pin • 30 g de houblon séché

Mettez les cônes de pin dans une grande casserole et couvrez-les d'eau froide. Laissez-les tremper pendant toute une nuit puis, le lendemain, portez l'eau à ébullition et laissez mijoter pendant 2 ou 3 minutes. Laissez infuser les cônes de pin environ 15 minutes dans l'eau chaude, puis filtrez soigneusement le liquide au travers d'une passoire. D'autre part, mettez le houblon séché dans un pot et couvrez avec 60 cl d'eau bouillante. Laissez infuser pendant 5 minutes, puis filtrez également cette préparation au travers d'une passoire. Mélangez ensuite les deux infusions. Ajoutez-y l'huile essentielle de pin. Versez le mélange ainsi obtenu dans l'eau chaude de la baignoire, puis plongez-vous dans ce bain relaxant et profitez-en tant que l'eau est à température agréable.

Mes conseils en plus

Si vous récoltez vos cônes de pin vous-même, en forêt, ne prenez que ceux qui sont tombés au sol, puis étalez-les sur une feuille de papier journal pour permettre aux éventuels petits insectes de s'échapper.

Le pin, qui est utilisé dans ce remède de deux manières complémentaires (infusion de cônes de pin et huile essen-

tielle), apporte une senteur agréablement rafraîchissante à l'eau du bain. Le houblon, quant à lui, possède des propriétés apaisantes qui favorisent un bon sommeil. Globalement, cet excellent bain chaud soulage de la fatigue et du stress d'une longue et difficile journée.

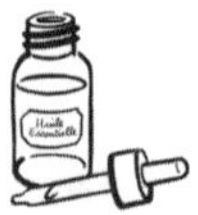

Bain de bouche (préparer un)

7 gouttes d'huile essentielle de myrrhe • 10 gouttes d'huile essentielle de menthe • 25 g de romarin frais • 25 g de menthe fraîche • 3 cl de glycérine végétale • 1 l d'eau minérale

Préparez une infusion de la manière classique, avec le romarin, la menthe et l'eau minérale. Laissez-la refroidir, puis ajoutez la glycérine végétale. Mélangez. Incorporez ensuite les deux huiles essentielles et transvasez la préparation dans un flacon préalablement stérilisé et fermant hermétiquement. Secouez la préparation avant chaque usage.

Mes conseils en plus

Le romarin frais peut être remplacé par 10 g de romarin séché. Même chose pour la menthe fraîche qui peut être remplacée par 10 g de menthe séchée.

Ce bain de bouche est excellent en gargarisme et parfait pour se rincer la bouche. En principe, il ne doit pas être avalé. Si, toutefois, cela arrivait par mégarde, cela n'entraînerait cependant aucune conséquence.

Ce bain de bouche se conserve jusqu'à 2 semaines.

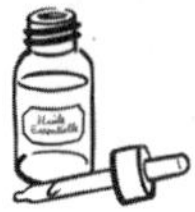

Bain relaxant (préparer un)

4 gouttes d'huile essentielle de néroli • 1 poignée de romarin frais • 1 poignée de feuilles de laurier • 1 poignée de feuilles de capucine • 1 poignée de feuilles de roquette • 1 poignée de pétales de roses • 1 cuil. à soupe de racine séchée de ginseng

Mettez le romarin, le laurier, la capucine, les feuilles fraîches de roquette, les pétales de roses et le ginseng séché dans une casserole et couvrez d'eau. Portez à ébullition, couvrez le récipient et laissez mijoter pendant environ 15 minutes. Laissez ensuite la préparation refroidir complètement, puis passez-la au travers d'une passoire dans un pot muni d'un bec verseur. Incorporez l'huile essentielle de néroli et mélangez bien. Versez cette préparation dans l'eau de votre bain, en mélangeant bien. Plongez-vous dans ce superbe bain relaxant et profitez de ses bienfaits tant que l'eau est à température agréable.

Mes conseils en plus

Pour cette préparation, les herbes fraîches sont à préférer aux sèches. Si vous choisissez des pétales de roses rouges, l'eau de votre bain sera joliment teintée.

Ce bain, duquel s'échappe un délicat parfum suave, apporte un véritable moment de relaxation et de bien-être.

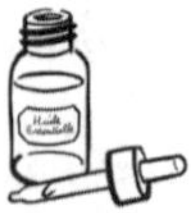

Bain revigorant (préparer un)

1/2 cuil. à café d'huile essentielle de citron • 175 g de savon, en paillettes • 2 cuil. à soupe de glycérine • 1 cuil. à soupe de vodka • 25 cl d'eau minérale

Mettez les paillettes de savon dans un grand bol en verre. Faites chauffer l'eau minérale, puis versez-la sur le savon. Battez le tout au fouet électrique, jusqu'à obtention d'une préparation pâteuse et crémeuse. D'autre part, versez dans un pot la vodka, la glycérine et l'huile essentielle de citron. Mélangez intimement ces composants, puis incorporez de manière homogène la préparation obtenue dans la pâte précédente. Transvasez ensuite dans un bocal fermant hermétiquement. Avant de vous plonger dans votre baignoire, versez une généreuse cuillerée à soupe de cette préparation dans l'eau chaude de votre bain. Mélangez, puis profitez des bienfaits de ce bain tant que l'eau est à température agréable.

Mes conseils en plus

L'huile essentielle de citron possède des propriétés stimulantes. Elle a la réputation d'augmenter la tonicité générale et la force vitale. Ce bain a un effet revigorant et rafraîchissant.

Une précaution importante : ce bain moussant peut être légèrement irritant pour les personnes qui ont une peau particulièrement sensible.

Ce bain moussant se conserve pendant 3 à 4 semaines.

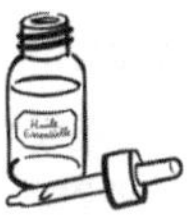

Bain tonifiant (préparer un)

6 gouttes d'huile essentielle de thym • 30 à 40 feuilles de laurier séchées

Voici comment transformer un simple bain en un bain véritablement tonifiant, qui profite des propriétés stimulantes du laurier-sauce et s'avère excellent pour les peaux fatiguées. Coupez les feuilles de laurier (débarrassées des tiges et des fleurs) en petits morceaux. Mettez-les dans un bol et arrosez-les d'un filet d'eau froide. Remuez à la cuillère, puis ajoutez l'huile essentielle de thym. Laissez reposer 10 minutes, puis transvasez la préparation dans une casserole. Ajoutez 1 l d'eau, puis portez à ébullition. Laissez frémir pendant environ 25 minutes, puis filtrez soigneusement la décoction obtenue au travers d'une passoire et ajoutez-la à l'eau de votre bain.

Profitez de celui-ci pendant au moins 20 minutes, tant que l'eau est à température agréable.

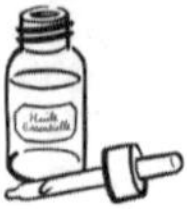

Callosités (traiter les)

10 gouttes d'huile essentielle de romarin • 10 gouttes d'huile essentielle de camomille • 10 g de feuilles de menthe fraîches • 50 g de beurre de cacao • 50 g de farine de maïs • 15 cl d'eau minérale

Versez 15 cl d'eau dans une casserole et faites bouillir. Plongez-y les feuilles de menthe et laissez infuser pendant 10 minutes avant de filtrer la préparation. Pendant ce temps, mettez le beurre de cacao dans un autre récipient et faites-le ramollir au bain-marie, sur feu doux et sans cesser de remuer à la cuillère. Retirez ensuite le récipient du bain-marie. Ajoutez alors la farine de maïs au beurre de cacao ramolli et mélangez énergiquement pour obtenir une pâte bien homogène. Incorporez-y 1 cuillerée à soupe de l'infusion de menthe et mélangez à nouveau en veillant qu'il ne se forme pas de grumeaux. Incorporez enfin les huiles essentielles et remettez la préparation au bain-marie, toujours en remuant constamment, et en ajoutant encore 1 cuillerée à soupe d'infusion de menthe. Après 5 minutes, retirez la pommade du bain-marie et transvasez-la aussitôt dans un petit pot à large ouverture. Laissez refroidir et fermez hermétiquement. Appliquez chaque semaine cette pommade sur les zones concernées, en massant doucement avec de petits gestes circulaires. Éliminez ensuite la pommade à l'aide d'un gant humide.

Mes conseils en plus

Cette pommade répond à l'un des principaux objectifs des soins du corps : avoir une peau saine, douce et lisse. Ce but est toutefois plus difficile à atteindre sur les parties du corps sujettes aux callosités : les pieds, les mains, les coudes ou les genoux. Utilisée régulièrement, cette pommade enrichie à l'huile essentielle de camomille (qui est efficace contre la sécheresse cutanée) et à l'huile essentielle de romarin (réputée émolliente) aide à atténuer la disgracieuse couche cornée.

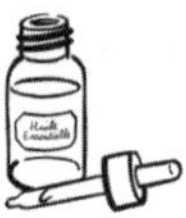

Cheveux (donner de la brillance aux)

6 gouttes d'huile essentielle de rose • 50 g d'ortie fraîche • 12,5 cl de vinaigre de cidre • 12,5 cl d'eau minérale

Hachez finement l'ortie, puis faites-la chauffer au bain-marie avec l'eau minérale et le vinaigre de cidre. Couvrez le récipient et laissez mijoter pendant environ 1 heure. Laissez ensuite refroidir la préparation avant de la filtrer au-dessus d'une cruche. Ajoutez-y l'huile essentielle de rose et utilisez le produit obtenu en rinçage, après votre shampoing. Puis essorez soigneusement vos cheveux et séchez-les.

Mes conseils en plus

Ce produit s'utilise pour rincer les cheveux après un shampoing. Il peut être utilisé sans contrainte, lors de chaque shampoing si vous le désirez. Son effet « brillance » est remarquable !

L'ortie fraîche peut éventuellement être remplacée par 25 g d'ortie séchée.

L'eau minérale peut être remplacée par la même quantité d'eau de pluie.

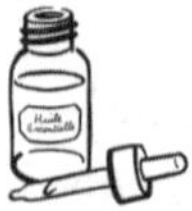

Cheveux (préparer une lotion pour les)

15 gouttes d'huile essentielle de pamplemousse • 1 poignée de feuilles fraîches de laurier-sauce • 1 poignée de feuilles fraîches de buis • 15 cl de vinaigre de cidre

Mettez les feuilles de laurier-sauce et de buis dans une casserole et couvrez avec 1,2 l d'eau bouillante. Portez à ébullition sur feu doux, puis poursuivez la cuisson à petits bouillons pendant 20 minutes, en remuant régulièrement. Retirez ensuite la casserole du feu et laissez refroidir. Passez la préparation au travers d'un tamis, avant de la transvaser dans un flacon de 50 cl et jetez les feuilles. Dans le flacon, ajoutez le vinaigre de cidre et l'huile essentielle de pamplemousse. Remuez et laissez décanter.

Mes conseils en plus

Utilisée après le lavage des cheveux, cette lotion vivifiante pour les cheveux et le cuir chevelu cumule les attraits de tous ses composants : le buis stimule la pousse des cheveux, le laurier-sauce aide à combattre les pellicules, tandis que le vinaigre de cidre et l'huile essentielle de pamplemousse fortifient le cuir chevelu tout en l'assainissant.

Vous pouvez remplacer l'huile essentielle de pamplemousse par de l'huile essentielle de gingembre si vous n'aimez pas les arômes citronnés.

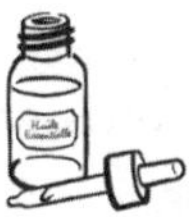

Cheveux (préparer un shampoing doux pour les)

3 gouttes d'huile essentielle de rose • 2 cuil. à soupe de fleurs de lavande séchées • 2 cuil. à soupe de thym séché • 2 cuil. à soupe de feuilles de menthe séchées • 2 cuil. à soupe de fleurs d'hamamélis fraîches • 2 cuil. à soupe d'huile d'amande douce • 1/2 tasse de shampoing neutre

Mettez toutes les fleurs de lavande, le thym, la menthe et les fleurs d'hamamélis dans une casserole et couvrez avec 25 cl d'eau. Faites bouillir, puis couvrez le récipient et laissez infuser pendant 30 minutes avant de filtrer. D'autre part, mélangez l'huile d'amande douce, l'huile essentielle de rose et le shampoing neutre (de préférence bio). Transvasez ce mélange dans un flacon fermant hermétiquement, puis ajoutez l'infusion d'herbes. Mélangez. Utilisez cette préparation comme n'importe quel autre shampoing, en secouant le flacon avant chaque usage.

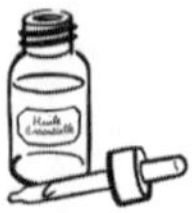

Cheveux (préparer un shampoing sec pour les)

10 gouttes d'huile essentielle de romarin • 25 g de racine d'iris, en poudre • 25 g d'arrow-root, en poudre

Mettez la racine d'iris et l'arrow-root dans une saupoudreuse à sucre. Ajoutez-y l'huile essentielle de romarin. Secouez pour bien mélanger. Brossez vos cheveux, tête en bas. Saupoudrez le cuir chevelu de ce mélange, par petites quantités à la fois, en commençant par la nuque et en remontant. Penchez-vous en avant et massez le cuir chevelu, puis brossez vos cheveux : le produit absorbe le sébum et permet aux cheveux de retrouver toute leur fraîcheur.

Mon conseil en plus

Les proportions sont fournies pour un seul shampoing.

Ce shampoing sec est idéal lorsque vous n'avez pas le temps – ou que vous n'avez pas envie – de faire un shampoing classique. Vite préparé et pratique à utiliser, il permet de faire face aux situations d'urgence ou exceptionnelles.

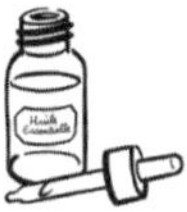

Cheveux (préparer un shampoing tonique pour les)

3 gouttes d'huile essentielle de menthe poivrée • 10 g de feuilles d'ortie séchées • 10 g de feuilles de menthe poivrée séchées • 10 g de romarin séché • 10 g de clous de girofle • shampoing bio doux

Mettez les feuilles d'ortie, les feuilles de menthe poivrée et le romarin dans un pot et couvrez avec 60 cl d'eau bouillante. Ajoutez ensuite les clous de girofle et laissez macérer pendant 2 heures. À la fin de ce temps de macération, tamisez la préparation au travers d'une fine passoire. Mesurez la quantité de liquide obtenue et ajoutez une quantité identique de shampoing bio doux et neutre. Incorporez ensuite l'huile essentielle de menthe poivrée et mélangez. Transvasez la préparation obtenue dans un flacon fermant hermétiquement et utilisez-la comme un shampoing classique.

Mes conseils en plus

Très tonique, ce shampoing a pour effet de favoriser la circulation, de stimuler la pousse des cheveux, de fortifier le cuir chevelu et de donner de l'éclat à la chevelure.

Si vous désirez ajouter un léger effet colorant, vous pouvez augmenter la quantité de romarin et de clous de girofle.

Attention : si vous avez les cheveux blonds, remplacez le romarin par la même quantité de camomille, et les clous de girofle par du jus de citron.

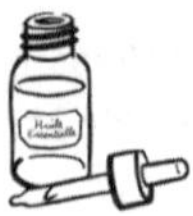

Cheveux (soin après-soleil pour les)

8 gouttes d'huile essentielle de lavande • 15 gouttes d'huile essentielle de bois de rose • 5 gouttes d'huile essentielle de bois de santal • 5 gouttes d'huile essentielle de géranium rosat

Dans un récipient, mélangez toutes les huiles essentielles. Badigeonnez soigneusement vos cheveux avec cette préparation, mèche par mèche, en utilisant un morceau de coton. Protégez-les ensuite avec une serviette propre et laissez agir le traitement pendant environ 2 heures.

Mon conseil en plus

Ce soin est à recommander tout spécialement après avoir exposé les cheveux au soleil, au sel de l'eau de mer ou à l'eau chlorée d'une piscine.

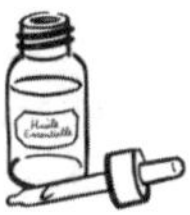

Cheveux abîmés (préparer un shampoing pour les)

12 cl de shampoing doux • 4 gouttes d'huile essentielle de lavande • 6 gouttes d'huile essentielle de camomille • 2 gouttes d'huile essentielle de thym

Dans un flacon fermant hermétiquement, ajoutez toutes les huiles essentielles au shampoing. Refermez le flacon hermétiquement et agitez-le pour bien disperser les huiles essentielles. Utilisez cette préparation comme votre shampoing ordinaire si vous avez les cheveux abîmés.

Mon conseil en plus

Un shampoing bio, doux, clair et non parfumé est conseillé comme base à cette préparation.

En complément, vous pouvez glisser quelques brins de camomille lavés dans le flacon : ils serviront de décoration et renforceront le parfum du shampoing.

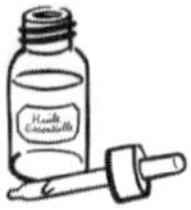

Cheveux blonds (éclaircir les)

3 gouttes d'huile essentielle de lavande • 1 petite poignée de fleurs de camomille • 5 ou 6 gouttes de jus de citron jaune fraîchement pressé

Mettez des fleurs de camomille dans un bol et versez de l'eau bouillante par-dessus. Laissez infuser pendant 15 minutes, puis, dès que l'infusion est froide, filtrez-la. Ajoutez le jus de citron jaune (mais surtout pas de pulpe !), remuez, puis incorporez l'huile essentielle de lavande. Transvasez cette lotion dans un flacon fermant hermétiquement. Utilisez-la après votre shampoing en guise de rinçage, avant de laisser vos cheveux sécher au soleil.

Mon conseil en plus

Cette lotion, qui peut être utilisée après chaque shampoing, est parfaite pour éclaircir et donner du brillant aux cheveux blonds. Mais elle ne convient pas aux cheveux foncés (châtains, bruns...).

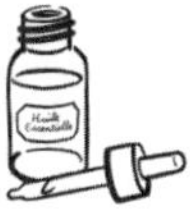

Cheveux gris (préparer un shampoing pour les)

12 cl de shampoing • 6 gouttes d'huile essentielle de géranium • 4 gouttes d'huile essentielle de pamplemousse • 2 gouttes d'huile essentielle de genièvre

Dans un flacon contenant 12 cl de shampoing, versez les différentes huiles essentielles. Refermez le flacon et secouez-le de manière à bien disperser les huiles. Utilisez ce shampoing comme un produit classique si vous avez les cheveux gris.

Mes conseils en plus

Pour cette préparation, un shampoing doux et bio s'impose. Ce shampoing est très efficace pour éviter le « jaunissement » des cheveux gris.

En complément, vous pouvez glisser un morceau d'écorce de pamplemousse bio, lavé, dans le flacon : il servira de décoration et renforcera le parfum du shampoing.

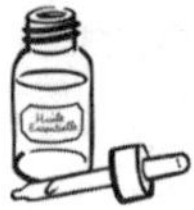

Cheveux normaux (préparer un shampoing pour les)

12 cl de shampoing doux • 6 gouttes d'huile essentielle de lavande • 4 gouttes d'huile essentielle d'orange • 2 gouttes d'huile essentielle de romarin

Dans un flacon, mélangez le shampoing et les huiles essentielles. Refermez le flacon et agitez-le pour disperser les huiles. Utilisez cette préparation comme votre shampoing ordinaire si vous avez des cheveux normaux.

Mon conseil en plus

Un shampoing bio, doux, clair et non parfumé est conseillé comme base à cette préparation.

En complément, vous pouvez glisser un brin de romarin lavé dans le flacon : il servira de décoration et renforcera le parfum du shampoing.

Cheveux secs (préparer un shampoing pour les) (1)

12 cl de shampoing doux • 6 gouttes d'huile essentielle de lavande • 4 gouttes d'huile essentielle de géranium • 2 gouttes d'huile essentielle d'achillée

Dans un flacon, mélangez le shampoing et les huiles essentielles. Refermez le flacon hermétiquement et agitez-le pour disperser les huiles. Utilisez cette préparation comme votre shampoing ordinaire si vous avez les cheveux secs.

Mon conseil en plus

Un shampoing bio, doux, clair et non parfumé est conseillé comme base à cette préparation.

Cheveux secs (préparer un shampoing pour les) (2)

10 gouttes d'huile essentielle de lavande • 10 gouttes d'huile essentielle de thym à thymol • 10 gouttes d'huile essentielle d'ylang-ylang • 25 gouttes d'huile essentielle de romarin • 20 cl de shampoing à l'aloe vera

Dans un flacon, mélangez intimement le shampoing à l'aloe vera et les différentes huiles essentielles. Fermez hermétiquement et secouez avant chaque utilisation. Servez-vous de cette préparation comme d'un shampoing classique. C'est un remarquable shampoing anti-cheveux secs !

Cheveux ternes (préparer un shampoing pour les)

10 gouttes d'huile essentielle de romarin • 10 gouttes d'huile essentielle de thym à thujanol • 10 gouttes d'essence de citron • 20 cl de shampoing neutre

Dans un flacon, mélangez intimement le shampoing neutre (et de préférence de qualité biologique), les deux huiles essentielles et l'essence de citron. Fermez le flacon hermétiquement. Secouez avant chaque utilisation. Si vous avez les cheveux ternes et que vous voulez leur redonner naturellement de l'éclat, employez ce shampoing « magique » comme un shampoing ordinaire. Votre produit maison va revitaliser vos cheveux et leur redonner un bel aspect.

Coussinet oculaire (réaliser un)

6 gouttes d'huile essentielle de lavande • 150 g de fleurs de lavande séchées

Dans une pièce de tissu, de préférence de qualité bio, découpez tout d'abord deux rectangles de 15 x 25 cm. Posez-les l'un sur l'autre, endroit contre endroit, afin de réaliser une couture à environ 5 cm du bord, sur les deux longueurs et sur une seule largeur. Retournez l'ouvrage et remplissez-le de fleurs de lavande séchées imbibées d'huile essentielle de lavande. Refermez le coussin ainsi obtenu, en réalisant une dernière couture, sur la largeur non encore piquée.

Mes conseils en plus

Utilisez ce coussin oculaire dans votre bain, pendant la nuit ou, tout simplement, pour vous détendre. Son poids et la lavande vous permettront d'apaiser vos yeux, mais aussi votre esprit. Ce coussinet a une durée d'efficacité d'environ dix à douze mois.

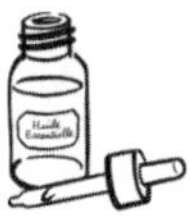

Crème démaquillante (préparer une) (1)

10 gouttes d'huile essentielle de géranium • 12 feuilles fraîches de géranium • 10 g de cire d'abeille, en granules • 7,5 cl d'huile d'olive vierge extra

Au bain-marie, faites fondre les granules de cire d'abeille dans l'huile d'olive. Pendant ce temps, mettez les feuilles fraîches de géranium dans un bocal en verre préalablement stérilisé et résistant à la chaleur. Lorsque la cire d'abeille est fondue, versez-la aussitôt dans le bocal, sur les feuilles de géranium. Fermez le bocal hermétiquement et laissez infuser pendant environ 3 semaines. À la fin de ce temps de macération, retirez le mélange du récipient et réchauffez-le une nouvelle fois au bain-marie. Filtrez-le soigneusement au travers d'une étamine et laissez-le quelque peu refroidir. Ajoutez l'huile essentielle de géranium et mélangez. Transvasez le baume ainsi obtenu dans un pot à large ouverture et fermant hermétiquement. Pour vous démaquiller, appliquez ce baume sur le visage (en évitant les yeux), en massant doucement, puis éliminez-le avec un gant de toilette humidifié d'eau chaude. Recommencez l'opération jusqu'à ce que la peau soit parfaitement propre.

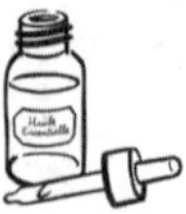

Crème démaquillante (préparer une) (2)

1 goutte d'huile essentielle de citron • 15 g de cire d'abeille, en petits morceaux • 10 cl d'huile d'amande • 1 poignée de menthe fraîche • 1/4 de cuil. à café de borax • 60 cl d'eau minérale

Mettez les morceaux de cire d'abeille dans un bol, au bain-marie. Ajoutez l'huile d'amande et faites fondre. Pendant ce temps, préparez une infusion en versant 60 cl d'eau bouillante sur la menthe fraîche. Laissez infuser jusqu'à ce que la préparation soit froide, puis passez-la. Faites ensuite chauffer 4 cuillerées à soupe de cette infusion passée et faites-y dissoudre le borax. Versez ce mélange dans la cire d'abeille, toujours au bain-marie, avec le reste de l'infusion. Mélangez énergiquement. Incorporez l'huile essentielle de citron, retirez le bol du feu et battez le tout au fouet mécanique jusqu'à ce que le mélange soit froid et crémeux. Transvasez enfin la crème dans un pot à large ouverture, laissez refroidir complètement et fermez hermétiquement. Utilisez cette crème chaque soir, comme démaquillant.

Appliquez-en une épaisse couche sur le visage et laissez reposer pendant 20 à 25 minutes (la crème jouera ainsi également le rôle de masque hydratant). Éliminez ensuite la crème avec des mouchoirs en papier, puis nettoyez la peau à l'eau tiède et séchez-la.

Mes conseils en plus

Cette crème, qui se conserve au réfrigérateur, convient idéalement aux peaux normales et sèches.

La menthe fraîche peut éventuellement être remplacée par de la menthe séchée. Comptez alors 25 g de menthe séchée pour la même quantité d'eau.

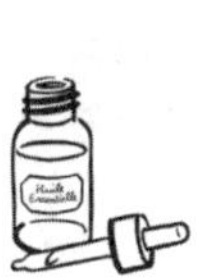

Crème désincrustante pour le visage (préparer une)

1 goutte d'huile essentielle de lavande • 1 cuil. à soupe de farine d'avoine complète

Versez 1 cuillerée à soupe de farine d'avoine complète dans un bol et ajoutez assez d'eau pour obtenir une pâte onctueuse et pas trop liquide. Incorporez l'huile essentielle de lavande et mélangez. Frottez le visage et le cou avec cette crème lavante, en évitant les contours de la bouche et des yeux. En revanche, insistez sur les zones difficiles, telles que le menton et le nez. Laissez agir pendant quelques minutes, puis rincez votre visage et votre cou à l'eau froide avant de laver doucement les zones traitées pour éliminer toute trace de crème.

Mes conseils en plus

Cette crème naturelle élimine les petites peaux mortes, tout en nettoyant la peau et les pores avec délicatesse. Elle permet de retrouver un teint frais. Pour une efficacité maximale, préparez-la et utilisez-la chaque semaine.

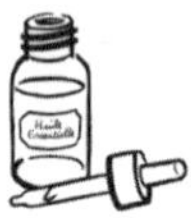

Crème régénératrice (préparer une)

10 gouttes d'huile essentielle de patchouli • 10 gouttes d'essence de rose • 3 cuil. à soupe d'huile d'amande douce • 10 gouttes de jus de citron fraîchement pressé • 15 g de cire d'abeille

Versez l'huile essentielle de patchouli dans un bol et ajoutez-y le jus de citron, puis l'essence de rose. Mélangez bien à la cuillère avant d'ajouter l'huile d'amande douce. Mélangez à nouveau, puis ajoutez un peu de cire d'abeille, faites chauffer le tout au bain-marie jusqu'à ce que la cire d'abeille soit fondue et que la préparation ait une consistance crémeuse. Laissez-la refroidir et transvasez-la dans un pot à large ouverture. Très aromatique, cette crème a pour effet de régénérer les peaux abîmées et matures.

Mes conseils en plus

Vous pouvez simplifier la préparation en éliminant la cire d'abeille et en ne portant pas le mélange au bain-marie. Dans ce cas, la crème devient lotion. Imprégnez-en un morceau de coton propre et tapotez-vous le visage jusqu'à ce que la lotion ait pénétré dans la peau. Laissez agir pendant 15 minutes avant de rincer le visage à l'eau tiède.

L'huile essentielle de patchouli renforce la tonicité de la peau, le citron présente des vertus astringentes et l'essence de rose prévient le vieillissement.

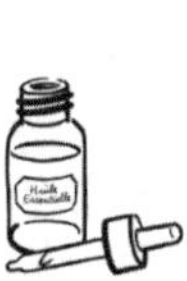

Déodorant (préparer un)

50 g de fleurs de lavande séchées • 10 gouttes d'huile essentielle de lavande • 50 g de pétales de roses frais • 25 cl de vodka • 10 gouttes d'huile essentielle de rose

Mettez les fleurs de lavande et les pétales de roses frais dans un plat creux. Mouillez avec la vodka, puis incorporez les huiles essentielles. Laissez mariner le tout pendant une vingtaine de jours, puis filtrez la préparation avant de la transvaser dans un flacon diffuseur. Utilisez ce produit comme un déodorant classique.

Mes conseils en plus

Agréablement parfumé à la lavande et à la rose, ce déodorant n'est pas toxique, contrairement à l'immense majorité des produits du commerce, y compris ceux vendus en pharmacie. Il ne bouche pas les pores de la peau et n'entrave pas la désintoxication de l'organisme.

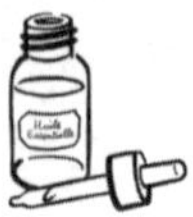

Gommage pour le corps (préparer un)

5 gouttes d'huile essentielle de patchouli • 5 gouttes d'huile essentielle d'ylang-ylang • 20 gouttes d'huile essentielle d'orange douce • 150 g de sucre en poudre • 25 g de graines de fenouil séchées • 37,5 cl d'huile d'amande douce

Dans un bol, mélangez intimement les graines de fenouil séchées et le sucre en poudre. Transvasez ce mélange dans un bocal fermant hermétiquement. D'autre part, versez l'huile d'amande douce dans un récipient et mêlez-y les trois huiles essentielles. Versez le mélange obtenu sur le sucre. N'hésitez pas à ajouter un peu d'huile d'amande douce si besoin, car les ingrédients secs (mélange de sucre et de graines de fenouil) doivent être complètement recouverts. Utilisez cette préparation sur le corps, en l'appliquant avec des mouvements de massage circulaires. Ensuite, rincez-vous.

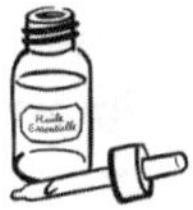

Huile anticellulite (préparer une) (1)

5 cl d'huile essentielle de genévrier • 9,5 cl d'huile végétale de noisettes

Pour combattre naturellement la cellulite, appliquez localement deux fois par jour, matin et soir, une dizaine de gouttes d'un mélange composé d'huile essentielle de genévrier et d'huile végétale de noisettes. Massez profondément et répétez cette opération chaque jour.

Mon conseil en plus

Le temps de conservation de ce produit dépend de celui de l'huile de noisettes. Vérifiez donc la date limite de conservation de l'huile de noisettes que vous utilisez. En effet, la limite de conservation des huiles essentielles est fixée à 5 ans. Et, à condition d'être conservées à l'abri de la lumière et de la chaleur, la plupart des huiles essentielles se bonifient avec l'âge. En revanche, l'huile végétale, elle, rancit facilement.

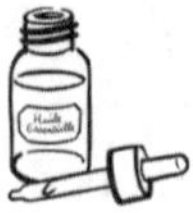

Huile anticellulite (préparer une) (2)

5 gouttes d'huile essentielle de romarin • 5 gouttes d'huile essentielle de fenouil • 15 gouttes d'huile essentielle de genièvre • 15 feuilles fraîches de lierre • 1 cuil. à café d'huile de germes de blé • 12,5 cl d'huile de pépins de raisin

Mettez les feuilles de lierre dans un mortier et écrasez-les au pilon. Transvasez-les dans un bocal fermant hermétiquement et ajoutez-y l'huile de pépins de raisin, puis l'huile de germes de blé et enfin les diverses huiles essentielles. Fermez le récipient et laissez reposer pendant 1 semaine. Filtrez ensuite la préparation et jetez les feuilles de lierre. Appliquez l'huile obtenue en massage sur les zones touchées par la cellulite.

Mes conseils en plus

Pour une plus grande efficacité, frottez-vous le corps avant d'appliquer l'huile. Vous stimulerez ainsi la circulation sanguine, ce qui est toujours bénéfique.

Parfois connue sous le nom de « peau d'orange », la cellulite est le résultat d'un changement de structure des tissus adipeux logés sous l'épiderme. Elle donne à la peau une apparence « bosselée », souvent jugée fort disgracieuse. On l'observe surtout à l'arrière des cuisses et sur les fesses. La cellulite touche presque exclusivement les femmes, chez qui les médecins la considèrent comme un phénomène physiologique normal.

Près de 90 % de femmes en sont touchées à un moment ou un autre de leur vie, pour seulement 2 % des hommes. Le moment de son apparition varie beaucoup d'une personne à l'autre et dépend de nombreux facteurs aggravants. Ses causes sont multifactorielles et ne sont pas encore clairement établies. Diverses hypothèses circulent. Il se pourrait que des réactions d'inflammation y participent. On a aussi observé que les hormones sexuelles féminines, l'hérédité, l'exercice physique et l'alimentation influencent son apparition. Bien que la cellulite pose prioritairement un problème esthétique, elle peut susciter une certaine gêne physique et même des douleurs. Son aspect purement médical n'est donc jamais à négliger. En effet, avec le temps, elle tend à se densifier, ce qui provoque une pression accrue sur les terminaisons nerveuses et une hypersensibilité de la zone affectée. Chez certaines femmes, le toucher, voire un simple frôlement de leurs zones de cellulite produit une sensation parfois douloureuse.

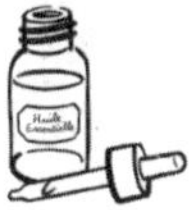

Huile de bain (préparer une)

5 gouttes d'huile essentielle de lavande • 4 brins de lavande séchés • 1 petite poignée de pétales de roses séchés • 20 cl d'huile d'amande • 5 gouttes d'huile essentielle de rose

Raccourcissez à la même taille les brins de lavande pour qu'ils entrent facilement dans le flacon qui contiendra votre huile de bain. Avec du raphia ou une petite ficelle, nouez-les en une petite botte et enfilez celle-ci dans le flacon. Ajoutez quelques pétales de roses séchés. Versez la moitié de l'huile d'amande dans le flacon, puis les huiles essentielles. Remplissez le flacon avec le reste d'huile d'amande. Fermez et secouez pour mélanger. Ajoutez une généreuse cuillerée à soupe de cette huile à votre bain pour l'aromatiser.

Mes conseils en plus

Agréablement parfumée, cette huile particulièrement relaxante agrémente bien le bain du soir, avant d'aller dormir.

N'utilisez pas d'herbes fraîches, qui risquent de faire moisir l'huile de bain.

Le temps de conservation de ce produit dépend de celui de l'huile d'amande. Vérifiez donc la date limite de conservation de l'huile d'amande que vous utilisez. En effet, la limite de conservation des huiles essentielles est fixée à 5 ans. Et, à condition d'être conservées à l'abri de la lumière et de la chaleur, la plupart des huiles essentielles se bonifient avec l'âge. En revanche, l'huile végétale, elle, rancit facilement.

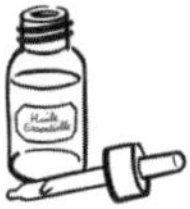

Huile hydratante pour le visage (préparer une)

10 gouttes d'huile essentielle de lavande • 15 gouttes d'huile essentielle de rose • 15 gouttes d'huile essentielle de géranium • 10 cl d'huile de jojoba

Versez l'huile de jojoba dans un flacon qui ne doit pas être tout à fait rempli. Ajoutez les huiles essentielles, puis mélangez les ingrédients. Laissez reposer cette préparation pendant 24 heures avant d'appliquer cette huile faciale chaque soir, du bout des doigts, en massant délicatement le visage et en laissant la peau s'en imprégner toute la nuit.

Mes conseils en plus

Cette superbe huile hydratante, magnifiquement parfumée, est un véritable concentré de bienfaits.

Avant de l'appliquer sur le visage, effectuez au préalable un petit test derrière les oreilles pour vous assurer que vous ne présentez pas de réaction allergique.

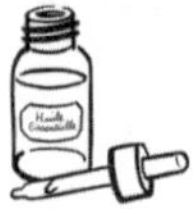

Lèvres (préparer un baume parfumé pour les)

4 gouttes d'huile essentielle d'orange douce • 1 cuil. à soupe de cire d'abeille finement râpée • 1 cuil. à soupe de vaseline • 1 cuil. à soupe de lanoline • 1 cuil. à café de miel liquide

Ce baume à lèvres agréablement parfumé à l'orange doit faire partie de vos produits de beauté les plus essentiels. Mettez la cire d'abeille dans un bol au bain-marie, ajoutez-y la vaseline et la lanoline. Faites fondre les ingrédients sur feu doux, sans cesser de remuer. Lorsque la préparation est fondue, incorporez le miel liquide et mélangez. Intégrez ensuite l'huile essentielle d'orange douce, mélangez encore une fois, puis retirez le récipient du bain-marie. Continuez à remuer énergiquement afin que la préparation reste bien lisse. Juste avant qu'elle se fige, transvasez-la dans un ou des petits pots et laissez-la refroidir. Fermez le ou les pots hermétiquement dès que le baume est complètement figé.

Mes conseils en plus

Dans de bonnes conditions, ce délicieux baume à lèvres se conserve cinq à six mois.

Il ne se contente pas d'être agréablement parfumé. En été, il hydrate naturellement les lèvres et prévient les effets nocifs du soleil, tandis qu'en hiver, il protège les lèvres contre les gerçures provoquées par l'humidité, le vent et le froid.

La cire d'abeille se trouve – généralement sous forme de granulés ou de pain – dans les boutiques spécialisées en produits artisanaux et en produits naturels.

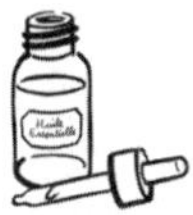

Lèvres (préparer un baume protecteur pour les)

6 à 7 gouttes d'huile essentielle de lavande • 3 à 4 gouttes d'huile essentielle de citron • 1 cuil. à café d'huile de tournesol • 1 morceau de cire d'abeille

Dans un bol, fragmentez de la cire d'abeille en très fins copeaux. Ajoutez-y l'huile de tournesol, puis mélangez à la cuillère, de manière que la cire s'imprègne bien d'huile. Ajoutez ensuite l'huile essentielle de citron et celle de lavande. Faites chauffer la préparation pendant 3 minutes, dans un bain-marie, en remuant énergiquement pour mêler les ingrédients. Pendant qu'il est encore chaud, transvasez ce baume labial dans un petit pot à large ouverture fermant hermétiquement. Laissez complètement refroidir le baume avant de l'utiliser sur les lèvres sèches ou gercées. Ce baume protège les lèvres, tout en les gardant douces et légèrement brillantes.

Mon conseil en plus

Si vous n'avez pas de cire d'abeille sous la main, vous pouvez utiliser de la cire obtenue à partir d'une bougie incolore, non parfumée.

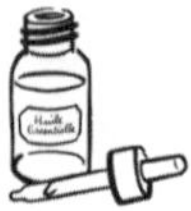

Lèvres (préparer un brillant à) (1)

4 gouttes d'huile essentielle de menthe poivrée • 2 cuil. à soupe d'huile d'amande douce • 1 cuil. à soupe de jus de betterave • 10 g de cire d'abeille

Au bain-marie, faites doucement chauffer la cire d'abeille et l'huile d'amande douce. Retirez du feu, puis versez peu à peu le jus de betterave, jusqu'à obtention de la teinte souhaitée. Battez le mélange à l'aide d'un fouet, puis incorporez l'huile essentielle de menthe poivrée. Fouettez une nouvelle fois avant de transvaser la préparation dans un petit pot préalablement stérilisé.

Mon conseil en plus

La proportion indiquée de jus de betterave est une moyenne. En fonction de la teinte souhaitée, vous pouvez légèrement diminuer ou augmenter la dose.

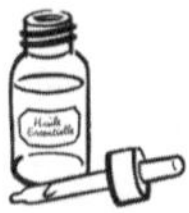

Lèvres (préparer un brillant à) (2)

9 gouttes d'huile essentielle de rose • 1 cuil. à soupe d'huile de jojoba • 7,5 cl d'huile d'olive vierge extra • 20 g de cire d'abeille • 45 g de racine d'orcanette séchée, hachée

Au bain-marie, faites doucement chauffer l'huile de jojoba et l'huile d'olive pendant environ 10 minutes. Retirez le récipient du feu. Ajoutez la racine d'orcanette et laissez infuser pendant 30 minutes, afin d'en extraire la couleur. Filtrez au travers d'une étamine, puis jetez la racine. Remettez les huiles au bain-marie, avec la cire d'abeille. Dès que celle-ci est fondue, retirez le récipient du feu et incorporez l'huile essentielle de rose. Transvasez la préparation dans des petits flacons préalablement stérilisés ; laissez-les refroidir avant de les fermer.

Mon conseil en plus

L'orcanette, ou orcanette des teinturiers, est un colorant utilisé pour les baumes à lèvres. Sa racine donne une teinture rouge, mais possède aussi des propriétés apaisantes pour la peau.

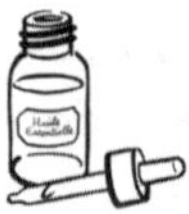

Lotion déodorante (préparer une)

2 gouttes d'huile essentielle de citron • 5 gouttes d'huile essentielle de sauge • 2 cuil. à café de feuilles de sauge officinale séchées • 2 cuil. à café de feuilles de romarin séchées • 2 cuil. à soupe d'alcool à 70° • 5 cuil. à soupe d'eau minérale

Versez l'eau dans une casserole et ajoutez-y les feuilles de sauge émiettées et les feuilles de romarin. Portez à ébullition et laissez frémir pendant 10 minutes. À la fin de la cuisson, filtrez la préparation au travers d'une fine passoire et laissez refroidir. Incorporez-y alors l'alcool et les huiles essentielles, sans cesser de remuer. Transvasez enfin le liquide obtenu dans un flacon fermant hermétiquement ou dans un vaporisateur. Utilisez cette lotion, après votre toilette, comme un déodorant classique : elle vous procurera une délicieuse sensation de bien-être et de fraîcheur.

Mon conseil en plus

Cette lotion déodorante allie les propriétés antisudorales de la sauge à l'effet tonifiant du romarin.

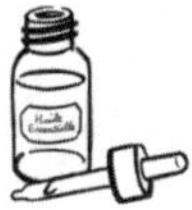

Lotion insectifuge (préparer une)

20 gouttes d'huile essentielle de citronnelle • 6 cl d'huile d'abricot • 6 cl d'eau distillée

Versez l'eau distillée dans un grand bol, puis ajoutez-y petit à petit l'huile d'abricot en battant rapidement au fouet électrique. Continuez à fouetter jusqu'à ce que toute l'huile d'abricot ait été incorporée et que la préparation soit liquide et d'apparence laiteuse. À ce moment, versez l'huile essentielle de citronnelle, en mélangeant bien à l'aide d'une cuillère métallique. Transvasez la préparation obtenue dans un flacon fermant hermétiquement. Utilisez cette lotion sur le cou, les bras et les jambes si vous prévoyez de passer la soirée sur la terrasse alors que les moustiques sont à l'affût.

Mes conseils en plus

Si vous n'avez pas d'huile d'abricot, vous pouvez éventuellement la remplacer par la même quantité d'huile d'amande et suivre la même préparation.

Une petite astuce supplémentaire : l'huile essentielle de citronnelle est un puissant insectifuge naturel. Vous pouvez aussi en imprégner le cadre de votre transat ou de votre lit de soleil pour éloigner les insectes indésirables pendant votre sieste ou votre séance de bronzage.

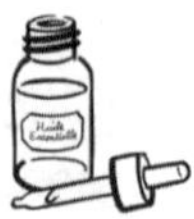

Lotion pour le visage (préparer une)

5 gouttes d'huile essentielle de citron • 2 cuil. à café d'eau de fleur d'oranger • 6 cl de distillat d'hamamélis

Versez le distillat d'hamamélis dans un flacon en verre propre et sec, puis ajoutez l'eau de fleur d'oranger et l'huile essentielle de citron. Fermez hermétiquement et secouez énergiquement pour bien mêler les ingrédients. Versez un peu de cette lotion dans le creux de la main, puis passez sur votre visage.

Mes conseils en plus

Délicieusement parfumée aux agrumes, cette lotion peut être utilisée le matin, après la toilette. Ses composants aideront à protéger la peau du visage toute la journée : l'huile essentielle de citron a un effet tonique, l'hamamélis des propriétés astringentes et l'eau de fleur d'oranger est réputée relaxante.

Il est d'autant plus important de conserver cette lotion dans le réfrigérateur, car le froid développe ses propriétés tonifiantes.

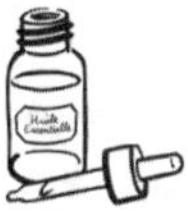

Mains (préparer un baume adoucissant pour les)

3 gouttes d'huile essentielle de romarin • 3 gouttes d'huile essentielle d'orange • 2 gouttes d'huile essentielle de monarde • 7,5 cl de glycérine

Versez délicatement la glycérine dans un flacon, puis ajoutez-y les huiles essentielles. Fermez le flacon et agitez-le pour bien mélanger tous les composants. Frictionnez-vous les mains avec ce baume, après les avoir soigneusement lavées et séchées.

Mon conseil en plus

Si vous êtes bricoleur ou jardinier, ce baume adoucissant vous sera d'une grande utilité.

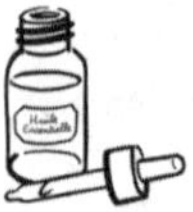

Mains (préparer une crème pour les)

2 gouttes d'huile essentielle de néroli • 1 cuil. à soupe de beurre de coco • 2 cuil. à soupe de jus d'orange fraîchement pressé • 2 cuil. à soupe d'huile d'olive vierge extra

Mettez le beurre de coco dans un bol, puis ajoutez l'huile d'olive et faites doucement chauffer au bain-marie jusqu'à ce que le beurre de coco soit fondu. Hors du feu, versez le jus d'orange. Fouettez ce mélange au fouet électrique jusqu'à ce qu'il devienne parfaitement homogène. Ajoutez alors l'huile essentielle de néroli et mélangez. Transvasez la crème ainsi obtenue dans un pot à large ouverture. Laissez figer la préparation avant de l'utiliser.

Mes conseils en plus

Cette remarquable crème pour les mains est à garder… sous la main, justement, en toutes occasions. Elle est d'une remarquable efficacité, après avoir effectué une quelconque tâche ménagère qui dessèche les mains.

Puisque cette crème contient du jus d'orange frais, sa durée de conservation est limitée à environ 1 semaine.

Il peut arriver que les composants aient tendance à se dissocier. Pas de panique ! Il suffit de battre la crème pour lui redonner son homogénéité.

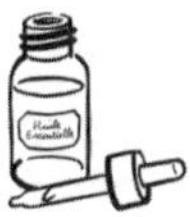

Mains (préparer un onguent apaisant pour les)

10 gouttes d'huile essentielle de citron • 10 gouttes d'huile essentielle d'orange douce • 4 gouttes d'extrait de pépins de pamplemousse • 10 g de feuilles de guimauve • 10 g de cire d'abeille • 10 g de beurre de cacao • 50 g d'huile d'amande douce • 20 cl d'eau minérale

Mettez les feuilles de guimauve dans une casserole et ajoutez-y l'eau minérale. Portez le tout à ébullition, puis laissez frémir pendant 10 minutes. Retirez alors la casserole du feu et laissez tiédir la préparation avant de la filtrer. Prélevez-en ensuite 4 cl, que vous reversez dans la même casserole.

Au bain-marie, faites fondre la cire d'abeille et le beurre de cacao dans l'huile d'amande douce. Réchauffez la préparation à base de guimauve. Dès qu'elle est à ébullition, versez-la peu à peu dans le mélange de cire d'abeille. Pendant cette opération, mélangez au fouet électrique pour émulsionner le produit. Ajoutez enfin l'extrait de pépins de pamplemousse et les deux huiles essentielles. Transvasez la préparation obtenue dans des petits flacons et fermez-les hermétiquement. Gardez un flacon à portée de main pour un usage quotidien et conservez-les autres dans le réfrigérateur.

Mes conseils en plus

Cet extraordinaire onguent naturel protège les mains avant les travaux les plus difficiles (certaines tâches ménagères, le jardinage, le bricolage...).

Il permet aussi une meilleure réhydratation des mains sèches et rugueuses.

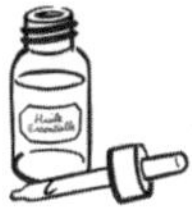

Masque de soin pour le visage (préparer un)

1 goutte d'huile essentielle de lavande • 1 goutte d'huile essentielle de géranium • 1 cuil. à soupe de kaolin • ½ cuil. à café de miel • 3 cuil. à soupe d'eau distillée

Versez les différents ingrédients dans une coupelle et mélangez-les intimement. Appliquez le masque ainsi obtenu sur le visage et profitez aussitôt de ses bienfaits.

Mes conseils en plus

Le miel, le géranium et la lavande sont trois composants qui possèdent chacun des propriétés soignantes pour la peau. Ils contribuent aussi à la rendre plus douce.

Les quantités fournies conviennent en principe pour deux applications.

Cette préparation se conserve dans un récipient fermé, une semaine au maximum.

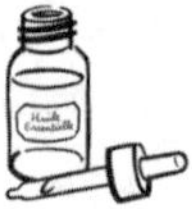

Masque hydratant (préparer un)

5 gouttes d'huile essentielle de jasmin • 6 fraises fraîches de saison • 1 yaourt nature aux ferments actifs

Nettoyez, puis équeutez les fraises avant de les couper en petits morceaux. Mettez-les dans un plat creux, puis ajoutez le yaourt nature et mélangez le tout à la cuillère. Incorporez l'huile essentielle de jasmin, puis versez un filet d'eau pour éviter que le mélange soit trop épais. Mixez ensuite tous ces ingrédients au batteur électrique jusqu'à obtention d'une préparation crémeuse et parfaitement homogène. Appliquez-la en masque, sur le visage et le cou. Laissez agir pendant 15 minutes avant de rincer à l'eau tiède.

Mes conseils en plus

Cette préparation doit être utilisée aussitôt qu'elle est prête. Au maximum, il est possible de la conserver 24 heures dans le réfrigérateur. Mais, passé ce délai, il faut la jeter.

Généreusement parfumée, l'huile essentielle de jasmin a une action apaisante et revitalisante. Elle est aussi antirides et antirougeurs. Elle est généralement conseillée pour traiter les peaux sèches et irritables.

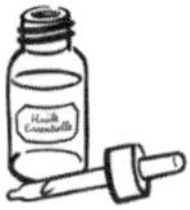

Masque nourrissant (préparer un)

1 pêche • 1 œuf • 5 gouttes d'huile essentielle de lavande • 3 gouttes d'huile essentielle de géranium • 1 cuil. à soupe de miel liquide

Épluchez la pêche et détaillez sa pulpe en petits morceaux. Cassez un œuf et ajoutez-le à la pêche. Mélangez ces ingrédients. Incorporez ensuite le miel liquide, puis transvasez le tout dans le bol d'un mixeur. Actionnez l'appareil jusqu'à obtention d'une purée homogène. Terminez la préparation en incorporant les huiles essentielles. Mélangez, puis étalez ce masque sur le visage propre. Laissez agir pendant 15 minutes, puis rincez à l'eau tiède.

Mes conseils en plus

Nourrissant, ce masque permet d'obtenir une peau nette et douce.

Les huiles essentielles de lavande et de géranium régulent la sécrétion de sébum et conviennent donc aussi bien aux peaux sèches qu'aux peaux grasses.

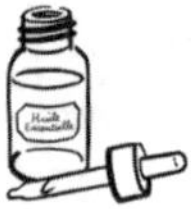

Masque pour peau à problèmes (préparer un)

1 goutte d'huile essentielle de romarin • 1 blanc d'œuf • 1 morceau de concombre frais, d'environ 3 à 4 cm

Mettez le morceau de concombre dans le bol d'un robot ménager et mixez-le jusqu'à ce qu'il devienne parfaitement liquide. Ajoutez alors l'huile essentielle de romarin. Battez le blanc d'œuf en une neige bien ferme, incorporez la préparation au concombre, puis étalez le masque obtenu sur le visage, en évitant toutefois les contours de la bouche et des yeux. Laissez agir pendant environ 15 minutes, puis éliminez le masque à l'aide d'un gant de toilette humide.

Mes conseils en plus

Cette préparation est aussi fort efficace pour traiter les boutons qui sont éventuellement apparus sur le dos ou sur les épaules.

Le romarin a des propriétés antiseptiques et le concombre un pouvoir apaisant.

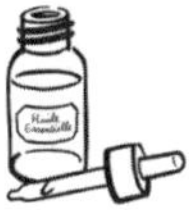

Masque pour peau sèche (préparer un)

3 cuil. à soupe de persil frais, haché • 3 à 5 gouttes d'huile essentielle de lavande • 4 cuil. à soupe de crème de soin

Mettez le persil frais et haché dans un bol, puis ajoutez la crème de soin nutritive et hydratante. Mélangez et ajoutez l'huile essentielle de lavande. Transvasez le mélange dans le bol d'un mixeur. Actionnez l'appareil jusqu'à obtention d'une préparation crémeuse, homogène et consistante. Étalez-la sur le visage en évitant le contour des yeux. Laissez agir ce masque pendant 15 minutes avant de rincer le visage à l'eau tiède.

Mes conseils en plus

Le persil utilisé peut être plat ou frisé, mais il doit toujours être très frais. La crème de soin doit être hydratante et nutritive, idéalement bio.

Si vous avez la peau grasse, remplacez seulement la crème de soin par 1 ou 2 blancs d'œufs.

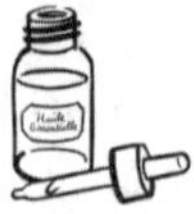

Masque pour peau sensible (préparer un)

1 goutte d'huile essentielle de rose • 10 g de levure de boulanger • 10 g de flocons d'avoine moulus finement • 2 cuil. à soupe de yaourt nature • 1 morceau de concombre frais, d'environ 7 à 9 cm • 1 cuil. à café de miel liquide

Versez la levure dans un petit récipient et mélangez-y intimement les flocons d'avoine. Réservez ce mélange. Épluchez le concombre et hachez-le jusqu'à ce qu'il soit parfaitement liquide. Ajoutez-y le yaourt nature, puis le miel. Mixez cette préparation. Incorporez ensuite le mélange de levure et de flocons d'avoine, puis l'huile essentielle de rose. Mixez une nouvelle fois le tout jusqu'à obtention d'une pâte bien lisse. Appliquez le masque obtenu sur la peau du visage, préalablement nettoyée, et laissez agir pendant environ 25 minutes. Éliminez ensuite ce masque à l'aide d'un gant de toilette humide, ou rincez à l'eau claire.

Mon conseil en plus

Vous avez préparé trop de produit ? Ce n'est pas perdu ! Il se conserve environ 2 jours au réfrigérateur.

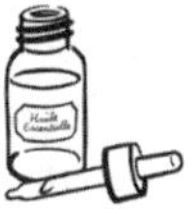

Massage (préparer un baume de)

10 à 25 gouttes d'huile essentielle de genièvre • 11,5 cl d'huile d'amande douce

Versez l'huile d'amande douce dans un flacon et ajoutez-y de 10 à 25 gouttes d'huile essentielle de genièvre. Fermez hermétiquement le flacon et secouez-le, tête en bas, pour mélanger les ingrédients. Demandez à un proche de vous masser avec cet extraordinaire baume de massage qui est tout à la fois relaxant et stimulant pour le corps et l'esprit.

Mes conseils en plus

La quantité exacte d'huile essentielle de genièvre dépend de la préparation que vous désirez obtenir, plus ou moins parfumée et plus ou moins stimulante.

L'huile essentielle de genièvre soulage des courbatures et, d'une manière plus générale, de la fatigue corporelle.

Une seule précaution, mais de taille : ne passez jamais ce baume sur les tempes et le visage, car ses émanations peuvent, chez certaines personnes, être irritantes pour la gorge et les yeux.

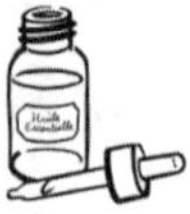

Massage facial relaxant (préparer un)

10 gouttes d'huile essentielle de lavande • 8 gouttes d'huile essentielle de bois de santal • 5 gouttes d'huile essentielle d'ylang-ylang • 2 gouttes d'huile essentielle de géranium • 5 cl d'huile végétale

Versez l'huile végétale dans un petit bol et ajoutez-y les différentes huiles essentielles. Mélangez bien. Emplissez l'une de vos mains de ce mélange d'huiles et frottez-la avec l'autre main jusqu'à ce que le mélange d'huiles ait atteint la température du corps. Commencez le massage par le front de la manière suivante : posez les deux mains sur le front, les paumes vers le bas de façon à ce que les bouts des doigts se chevauchent légèrement au milieu du front. Imprimez alors un mouvement rotatif et continu, en partant des sourcils et en allant vers la racine des cheveux.

Mes conseils en plus

Les aléas de la vie font que bon nombre d'émotions ou de sensations finissent par se marquer, voire même s'incruster sur les muscles du visage. Extraordinairement relaxant, ce massage va décontracter les muscles faciaux et rendre au visage une expression plus détendue et, en fin de compte, nettement plus harmonieuse.

Ce massage permet également de soulager les maux de tête.

Une seule précaution, toutefois : ce massage est tellement relaxant et bienfaisant que vous risquez vite de devenir « accro » et de demander très régulièrement à votre partenaire de vous masser !

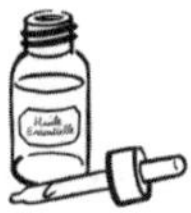

Massage pour le visage (préparer un)

20 gouttes d'huile essentielle de lavande • 10 gouttes d'huile essentielle d'ylang-ylang • 4 gouttes d'huile essentielle de géranium rosat • 16 gouttes d'huile essentielle de bois de santal •10 cl d'huile d'amande douce

Versez l'huile d'amande douce dans un flacon propre et fermant hermétiquement, puis ajoutez les huiles essentielles. Mélangez, puis faites-vous masser le front, depuis les sourcils jusqu'à la racine des cheveux, par mouvements circulaires.

Mon conseil en plus

Très relaxant, ce massage permet de se détendre, mais aussi de combattre les maux de tête.

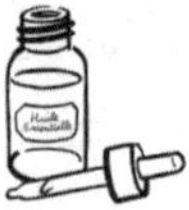

Massage pour un teint lumineux (préparer un)

10 gouttes d'huile essentielle de lavande • 5 gouttes d'huile essentielle d'ylang-ylang • 8 gouttes d'huile essentielle de bois de santal • 2 gouttes d'huile essentielle de géranium • 5 cl d'huile de sésame

Versez l'huile de sésame dans un récipient, puis incorporez les huiles essentielles. Mélangez. Pour effectuer votre massage, versez un peu de cette préparation dans le creux de la main et appliquez-la par petites touches et du bout des doigts, en petites rotations, sur le visage. Commencez par le front, puis les tempes et les oreilles, descendez vers les joues, le contour du nez et le menton. Recommencez ensuite la même opération en étendant le massage jusqu'au cuir chevelu.

Mon conseil en plus

Ce massage vous procurera non seulement un teint resplendissant, mais il contribuera aussi à détendre votre visage.

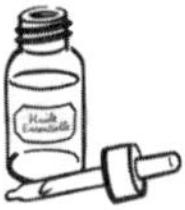

Parfum revitalisant (préparer un)

2 gouttes d'huile essentielle de laurier • 1 cuil. à soupe de rhum brun • 5 cuil. à soupe d'alcool à 70° • 10 cuil. à soupe d'eau distillée

Dans un bol en verre, versez le rhum brun, puis ajoutez l'eau distillée. Mélangez intimement. Ajoutez l'huile essentielle, puis l'alcool. Remuez une nouvelle fois. Transvasez la préparation obtenue dans un flacon vaporisateur et patientez 48 heures avant d'utiliser votre nouveau parfum, le temps que les diverses senteurs se mêlent harmonieusement. Conservez dans un endroit frais et sec.

Mes conseils en plus

Si vous désirez un parfum plus soutenu, vous pouvez légèrement augmenter la quantité d'huile essentielle de laurier. Si, au contraire, vous désirez un parfum moins marqué, diminuez-la quelque peu.

Ce parfum maison dégage une odeur revitalisante assez puissante, il est donc conseillé de l'utiliser avec parcimonie.

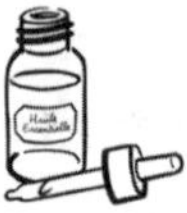

Parfum suave (préparer un)

10 gouttes d'huile essentielle de citron • 10 gouttes d'huile essentielle de vanille • 10 gouttes d'huile essentielle de bergamote • 5 gouttes d'huile essentielle de néroli • 2 citrons verts bio, zestés • 2 gousses de vanille • 1 cuil. à soupe d'eau de fleur d'oranger • 10 cl de vodka

Débitez les zestes de citron et les gousses de vanille en petits morceaux. Mettez-les dans un bocal avec la vodka, puis couvrez le récipient et laissez reposer pendant 1 semaine, de préférence dans un endroit assez chaud (un rebord de fenêtre ensoleillé est parfait).

À la fin de ce temps de macération, filtrez la préparation au travers d'une fine passoire recouverte d'une mousseline, puis ajoutez au liquide obtenu l'eau de fleur d'oranger et les huiles essentielles. Remuez doucement le tout, puis transvasez votre nouveau parfum dans un flacon muni d'un vaporisateur.

Mon conseil en plus

L'huile essentielle de vanille peut éventuellement être remplacée par de l'extrait de vanille, à condition que celui-ci soit de très bonne qualité.

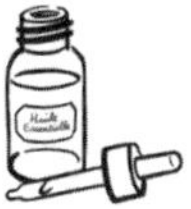

Peau grasse (préparer un sublimateur de teint pour)

3 gouttes d'huile essentielle d'orange douce • 75 g de framboises fraîches • 2 cuil. à soupe de yaourt nature

Mettez les framboises dans le bol d'un robot ménager et mixez-les. Versez la pulpe dans une passoire posée sur un bol. Réservez la chair et les pépins. Mélangez la chair et les pépins au yaourt nature. Incorporez l'huile essentielle d'orange douce et mélangez une nouvelle fois. Appliquez cette préparation sur une peau propre et non maquillée, en évitant toutefois les contours de la bouche et des yeux. Laissez agir pendant environ 15 minutes, puis éliminez le produit à l'aide d'un gant de toilette humide. Rincez et séchez en tamponnant.

Mes conseils en plus

Lorsque vous réservez la chair et les pépins des framboises, ne jetez surtout pas le jus : n'hésitez pas à le savourer. C'est tout simplement succulent !

Les framboises jouent ici le rôle d'exfoliant. Grâce à ses acides lactiques, le yaourt nature contribue à illuminer le teint.

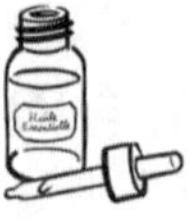

Peau normale (préparer un gel nettoyant pour)

5 gouttes d'huile essentielle de rose • 2 gouttes d'extrait de pépins de pamplemousse • 3 cl de gel d'aloe vera • 5 cl d'huile d'olive vierge extra • 3 cl d'eau de rose

Versez tous les composants dans le bol d'un robot ménager et actionnez l'appareil pour bien mélanger. Transvasez ensuite la préparation obtenue dans un flacon et conservez-le au réfrigérateur. Secouez vigoureusement avant chaque utilisation. Appliquez ce gel nettoyant sur le visage et le cou, en massant. Éliminez-le ensuite avec un gant de toilette humide.

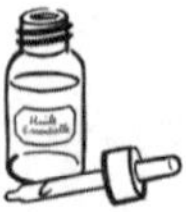

Peau sèche (préparer un hydratant de nuit pour)

15 gouttes d'huile essentielle de rose • 2 poignées de pétales de roses frais • 5 cl d'huile d'amande douce • 5 g de cire d'abeille, en granules • 1 cuil. à café d'huile de germes de blé

Mettez les pétales de roses dans un bocal en verre à large ouverture. Mouillez avec l'huile d'amande douce, puis écrasez les pétales à la cuillère, ce qui va accélérer la macération. Fermez le récipient et placez-le dans un endroit où il pourra recevoir la lumière du jour (un rebord de fenêtre, par exemple). Laissez ainsi macérer pendant environ 3 semaines, puis filtrez soigneusement la préparation.

Ajoutez cette préparation à l'huile d'amande douce. Faites fondre les granules de cire d'abeille dans l'huile d'amande douce aromatisée, au bain-marie. Dès que les granules ont fondu, retirez le mélange du feu et laissez-le quelque peu refroidir. Incorporez ensuite l'huile essentielle de rose et l'huile de germes de blé. Mélangez les composants et laissez complètement refroidir. Transvasez enfin la préparation obtenue dans un bocal préalablement stérilisé et laissez-la se figer. Appliquez le produit le soir, avant d'aller dormir, sur une peau propre et démaquillée.

Mes conseils en plus

Pour cette excellente préparation pour peau sèche, privilégiez des pétales de roses très parfumés.

L'huile d'amande douce peut éventuellement être remplacée par la même quantité d'huile d'olive vierge extra.

Le germe de blé joue ici le rôle de conservateur, il n'est donc pas nécessaire de garder ce produit hydratant au réfrigérateur.

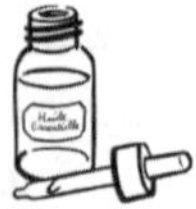

Peau sèche (préparer une lotion pour)

10 gouttes d'huile essentielle de lavande • 10 gouttes d'huile essentielle de patchouli • 6 cl de lotion au beurre de coco

Remplissez à moitié un flacon de lotion au beurre de coco. Ajoutez les huiles essentielles, puis mélangez bien. Remplissez le flacon de lotion au beurre de coco. Remuez et fermez le flacon. Utilisez cette lotion en fonction des besoins.

Mes conseils en plus

Voici une variante intéressante.

Mettez un petit bouquet d'alchémille dans un pot et versez de l'eau bouillante dessus. Laissez infuser pendant 30 minutes. D'autre part, mettez 15 g de cire d'abeille et 15 g de beurre de coco dans un bol au bain-marie. Faites-les fondre ensemble, sans cesser de remuer avec une cuillère métallique. Ajoutez 3 cuillerées à soupe d'huile de coco et 2 cuillerées à soupe d'huile de germes de blé (toujours au bain-marie). Passez l'infusion d'alchémille au travers d'une fine passoire, dans un pot. Ajoutez 4 cuillerées à soupe de cette infusion dans le bol au bain-marie, en deux fois et en mélangeant bien après chaque ajout. À ce moment, retirez le bol du bain-marie et remuez jusqu'à ce que la préparation soit froide. Intégrez 4 gouttes d'huile essentielle de lavande.

Mélangez et transvasez la crème dans un pot fermant hermétiquement. Utilisez-la sur les zones à traiter, en fonction des besoins.

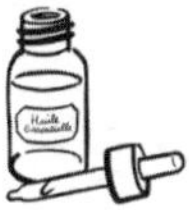

Peau sensible (préparer une crème nourrissante pour)

2 gouttes d'huile essentielle de calendula • 2 gouttes d'huile essentielle de camomille • 10 g de cire d'abeille • 1 cuil. à soupe de fleurs de camomilles séchées • 2 cuil. à soupe de glycérine végétale • 1 cuil. à soupe de miel liquide • 10 cl d'huile d'olive vierge extra • 15 cl d'eau minérale

Mettez l'eau minérale et les fleurs de camomilles séchées dans une casserole et portez à ébullition. Couvrez le récipient et laissez frémir pendant environ 5 minutes afin de préparer une décoction. Laissez ensuite refroidir, puis filtrez la préparation. Jetez les fleurs de camomilles. Mettez l'huile d'olive, le miel liquide et la cire d'abeille dans un bain-marie et ajoutez peu à peu la glycérine végétale. Faites fondre doucement le tout, sans cesser de remuer. Retirez ensuite le récipient du feu et incorporez la décoction de camomille, au fouet. Ajoutez enfin les huiles essentielles et mélangez soigneusement. Transvasez finalement le mélange obtenu dans un bocal préalablement stérilisé et refermez-le dès que le produit est complètement froid. Utilisez cette crème onctueuse et nourrissante comme une crème de soin traditionnelle.

Mon conseil en plus

Cette crème nourrissante entièrement naturelle et délicieusement parfumée se conserve jusqu'à 8 semaines.

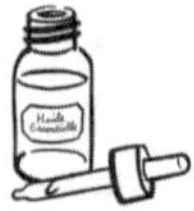

Peau sensible (préparer une eau rafraîchissante pour)

2 gouttes d'huile essentielle de rose • 25 g de pétales de roses séchés • 5 cl de vinaigre de cidre • 35 cl d'eau de rose

Mettez les pétales de roses dans un flacon muni d'un vaporisateur, ajoutez le vinaigre de cidre, l'eau de rose et, enfin, l'huile essentielle de rose. Fermez hermétiquement le flacon et laissez mariner la préparation pendant environ 3 semaines. Vaporisez cette eau sur le visage, ou imbibez-en une boule de coton que vous passerez ensuite sur le visage nettoyé.

Mes conseils en plus

Pendant que la préparation marine, le bocal doit idéalement être placé au frais et dans un endroit sombre.

Parfaite pour nettoyer la peau le matin, cette eau rafraîchissante profite pleinement des effets bénéfiques de la rose, et notamment de ses propriétés apaisantes.

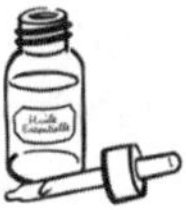

Pellicules (lutter contre les)

5 gouttes d'huile essentielle d'arbre à thé • 2 gouttes d'huile essentielle de lavande • 1 kg de pommes • 12,5 cl de vinaigre de cidre • 60 cl d'eau minérale

Réduisez les pommes en jus et mélangez-y l'eau minérale. Ajoutez le vinaigre de cidre, puis les deux huiles essentielles. Mélangez. Après avoir lavé et rincé vos cheveux, utilisez ce produit en dernier rinçage.

Mes conseils en plus

Voici un traitement antipelliculaire aussi naturel qu'efficace. Un produit bien plus sain que les produits antipelliculaires industriels vendus dans le commerce, qui regorgent de substances chimiques et qui sont, dans l'immense majorité des cas, beaucoup trop corrosifs. En un mot : ils font plus de tort que de bien et ne valent pas leur prix prohibitif !

Contrairement à ce que l'on pourrait imaginer, ce produit naturel ne rendra pas votre chevelure « poisseuse ».

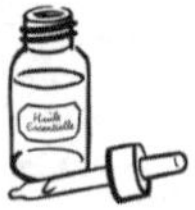

Pellicules (préparer un shampoing contre les)

3 gouttes d'huile essentielle de romarin • 3 gouttes d'huile essentielle d'arbre à thé • 2 cuil. à soupe de racine fraîche d'ortie • 5 cl d'alcool à 70° • 25 cl de savon liquide neutre

Réduisez la racine fraîche d'ortie en poudre et versez-la dans un bol. Ajoutez l'huile essentielle de romarin et mélangez. Incorporez ensuite l'alcool, remuez à la cuillère, puis laissez reposer quelques heures. Filtrez la préparation au travers d'une passoire, puis ajoutez au liquide filtré l'huile essentielle d'arbre à thé et le savon liquide. Mélangez et utilisez ce shampoing antipelliculaire comme un shampoing classique.

Mes conseils en plus

Cette préparation doit être conservée à l'abri du soleil.

Le romarin aide à l'élimination des pellicules et combat l'excès de séborrhée du cuir chevelu. Il est aussi efficace pour lutter contre la chute des cheveux et leur redonner de l'éclat. La racine d'ortie est là pour renforcer l'action bénéfique du romarin.

Pieds (préparer un antitranspirant pour les)

35 gouttes d'huile essentielle de cyprès • 5 gouttes d'huile essentielle de patchouli • 2 brins de romarin frais • 12,5 cl d'eau d'hamamélis

Mettez les brins de romarin dans un flacon muni d'un pulvérisateur et ajoutez-y l'ensemble des autres ingrédients. Fermez le récipient et secouez vigoureusement. Utilisez ce spray antitranspirant chaque jour, autant de fois que nécessaire.

Mon conseil en plus

Outre son action antitranspirante, ce spray 100 % naturel possède aussi d'intéressantes propriétés antibactériennes, grâce à la présence du patchouli, du cyprès et du romarin.

Pieds (préparer un baume nourrissant pour les)

40 gouttes d'huile essentielle de menthe • 10 g de fleurs de soucis séchées • 20 g de cire d'abeille • 1 cuil. à soupe d'huile d'avocat • 7,5 cl d'huile d'amande douce

Mettez les fleurs de soucis dans un flacon, puis arrosez-les avec l'huile d'avocat et l'huile d'amande douce. Fermez le récipient et laissez reposer pendant 3 semaines, de préférence au soleil. Filtrez ensuite la préparation au travers d'une passoire. Faites fondre la cire d'abeille dans l'huile aromatisée, au bain-marie, puis retirez-la du feu et laissez-la quelque peu refroidir. Incorporez-y l'huile essentielle de menthe et transvasez ce liquide dans un bocal préalablement stérilisé. Utilisez ce baume nourrissant chaque soir, après votre toilette.

Mon conseil en plus

Nourrissant, ce baume permet aussi d'adoucir les talons éventuellement rugueux.

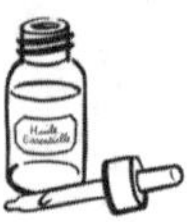

Pieds (préparer un revitalisant pour les)

6 gouttes d'huile essentielle de menthe • 6 brins de romarin frais • 50 g de feuilles de menthe fraîches • 22,5 cl de lait

Versez 22,5 cl de lait dans un poêlon et faites-le chauffer avec les brins de romarin et les feuilles de menthe. Sur un feu doux, laissez frémir pendant environ 15 minutes, puis retirez la casserole du feu et transvasez le mélange obtenu dans une bassine. Ajoutez suffisamment de lait pour amener à une température que vous trouvez agréable, mélangez et incorporez l'huile essentielle de menthe. Remuez une nouvelle fois, puis plongez vos pieds dans cette préparation.

Mes conseils en plus

Si vous ne voulez pas utiliser de lait dans la bassine, vous pouvez ajouter la même quantité d'eau froide ou chaude selon votre envie du moment. Il faut toutefois savoir que l'acide lactique du lait a des propriétés apaisantes.

Le romarin et la menthe sont tous deux à la fois revigorants et agréablement rafraîchissants.

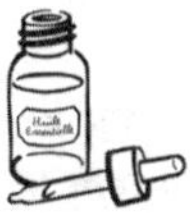

Poudre cosmétique (préparer une)

1/2 cuil. à café d'huile essentielle de géranium • 1 tasse de farine de maïs • quelques feuilles de géranium aromatique

Dans un bol, versez la farine de maïs et remuez à la cuillère afin d'écraser les éventuels grumeaux. Lavez et hachez les feuilles de géranium, ajoutez-les à la farine de maïs, ainsi que l'huile essentielle de géranium. Mélangez et transvasez la préparation obtenue dans un petit pot en verre. Fermez hermétiquement et secouez. Patientez 4 à 5 jours, en agitant le pot deux fois par jour, avant de filtrer soigneusement la poudre et de la transvaser dans un récipient sec et fermant hermétiquement. Appliquez cette poudre avec une houppette de coton sur le visage qui retrouvera ainsi une jolie peau, bien douce.

Mes conseils en plus

En plus de posséder un agréable et délicat parfum, l'huile essentielle de géranium aide à réguler la sécrétion de sébum.

Il est possible de mélanger l'huile essentielle de géranium avec d'autres huiles essentielles de votre choix, mais il est impératif de ne pas dépasser la dose indiquée, soit 1/2 cuillerée à café au total.

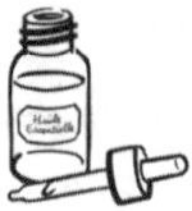

Poudre dentaire (préparer une)

5 gouttes d'huile essentielle de menthe • 5 g de menthe séchée • 100 g de poudre de kaolin • 100 g de bicarbonate de soude • 10 g de feuilles de framboisier séchées • 5 g de poudre de myrrhe • 5 g de rumex crépu séché

Versez le bicarbonate de soude et la poudre de kaolin dans un récipient. Réduisez la menthe, les feuilles de framboisier et le rumex crépu en poudre, puis ajoutez-y le mélange bicarbonate-kaolin ainsi que la poudre de myrrhe. Mélangez à l'aide d'un fouet métallique. Ajoutez ensuite l'huile essentielle de menthe et fouettez une nouvelle fois. Couvrez le récipient d'un torchon propre et sec et laissez reposer la préparation pendant environ 12 heures. À l'issue de ce temps de repos, fouettez encore une fois le mélange, puis transvasez-le dans un flacon préalablement stérilisé et fermant hermétiquement. Mettez un peu de cette poudre sur votre brosse à dents et lavez-vous les dents, au moins matin et soir, comme avec votre dentifrice habituel.

Mon conseil en plus

Cette poudre est au moins aussi efficace, et surtout nettement moins problématique pour la santé, que les dentifrices industriels, y compris ceux vendus en pharmacie, qui contiennent des nanoparticules, des arômes artificiels, de la saccharine… et d'autres produits pour le moins douteux.

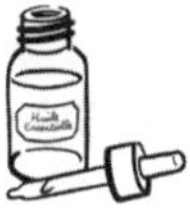

Poudre pour le corps (préparer une) (1)

25 g de fleurs de lavande séchées • 2 gouttes d'huile essentielle de lavande • 55 g de bicarbonate de soude • 110 g de fécule de maïs • 25 g de pétales de roses séchés • 2 gouttes d'huile essentielle de rose

Mettez les fleurs de lavande dans le bol d'un mixeur, puis ajoutez les pétales de roses séchés, le bicarbonate de soude et la fécule de maïs. Actionnez l'appareil jusqu'à obtention d'une fine poudre, incorporez-y ensuite les huiles essentielles.

Tamisez la préparation au travers d'une passoire fine, jusqu'à ce qu'elle prenne une texture très fine et d'une agréable douceur. Transvasez-la enfin dans un récipient propre fermant hermétiquement. Utilisez-la, en alternative naturelle au talc, pour poudrer votre corps.

Mon conseil en plus

De plus en plus de consommateurs se méfient des talcs vendus dans le commerce, y compris dans les pharmacies. Trop souvent, on y trouve des traces d'aluminium (ce qui n'est jamais mentionné sur l'emballage) dont l'innocuité reste largement à prouver, surtout en cas d'inhalation. Cette poudre constitue une alternative fiable, saine et pratique.

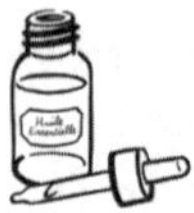

Poudre pour le corps (préparer une) (2)

2 gouttes d'huile essentielle de géranium-rose • 1 goutte d'huile essentielle de rose • 25 g de fécule de maïs • 12 feuilles de géranium, fraîches, lavées puis séchées

Mettez la fécule de maïs dans un récipient muni d'un couvercle, puis ajoutez-y les feuilles fraîches de géranium ainsi que les deux huiles essentielles. Fermez le récipient et secouez-le afin de bien mêler les différents composants. Secouez ainsi chaque jour le bocal une fois pendant 1 semaine. Au bout de ce temps, retirez les feuilles de géranium et jetez-les. Transvasez la poudre obtenue dans une saupoudreuse à sucre et utilisez-la à la place du talc.

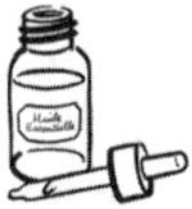

Savonnettes odorantes (préparer des)

15 gouttes d'huile essentielle de lavande • 10 gouttes d'huile essentielle de géranium • 3 gouttes d'huile essentielle d'orange douce • 2 pains de savon de 225 g

Râpez les pains de savon le plus finement possible, puis mettez-les au bain-marie. Versez 12 cl d'eau bouillante et remuez bien jusqu'à ce que le savon commence à fondre et que vous obteniez une consistance bien lisse. Incorporez alors les différentes huiles essentielles et mélangez. Laissez cette préparation refroidir un peu, puis façonnez des boules en les roulant entre les paumes de vos mains. Laissez ensuite refroidir complètement.

Mes conseils en plus

Pour la réalisation de ces formidables savonnettes, privilégiez des pains de savon inodore et bio.

Ces savonnettes sont très utiles à la maison, mais font aussi de jolis et originaux petits cadeaux.

Une petite astuce : vos savonnettes seront joliment brillantes si, une fois refroidies, vous les polissez avec un morceau de coton imbibé d'1 ou 2 gouttes d'huile essentielle de votre choix.

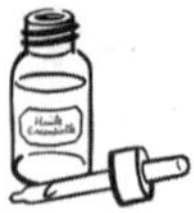

Vergetures (atténuer les)

6 gouttes d'huile essentielle de lavande • 5 cuil. à café d'huile de germes de blé • 1/2 cuil. à café de germes de blé • 10 cuil. à café d'huile d'amande douce

Dans un bol, versez l'huile de germes de blé et l'huile essentielle de lavande. Mélangez, puis incorporez les germes de blé qui procureront sa consistance au mélange. Terminez en ajoutant l'huile d'amande douce. Mélangez une nouvelle fois. Appliquez cette préparation sur la peau, en effectuant un léger massage du bout des doigts afin de bien la faire pénétrer et de profiter pleinement de tous les bienfaits de cette préparation.

Mes conseils en plus

Cette lotion convient idéalement aux femmes enceintes qui voient apparaître des vergetures à mesure que le corps se dilate. L'huile de germes de blé nourrit les peaux sèches et atténue les cicatrices.

Une variante intéressante : mettez un bouquet d'alchémille dans un pot et couvrez d'eau bouillante. Laissez infuser pendant 30 minutes. D'autre part, mettez 15 g de cire d'abeille et 15 g de beurre de coco dans un bol au bain-marie. Faites-les fondre, en remuant. Ajoutez 3 cuillerées à soupe d'huile de coco et 2 cuillerées à soupe d'huile de germes de blé (toujours au bain-marie). Passez l'infusion d'alchémille au travers d'une passoire, dans un pot. Ajoutez 4 cuillerées à soupe de cette infusion dans le bol au bain-marie, en deux fois et en mélangeant bien après chaque ajout. À ce moment, retirez le bol du bain-marie et remuez jusqu'à ce que la préparation soit froide. Ajoutez 4 gouttes d'huile essentielle de lavande. Mélangez et transvasez cette crème dans un pot fermant hermétiquement. Appliquez-la sur la peau pour atténuer les vergetures sur le ventre après une grossesse.

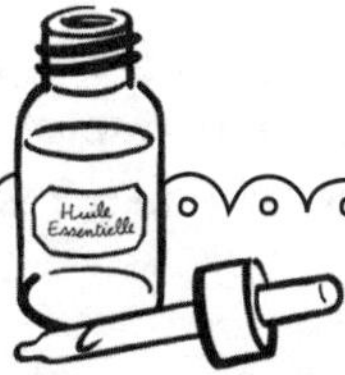

Santé et bien-être

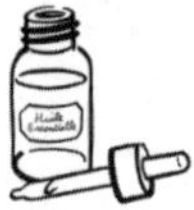

Abcès cutané (soigner un)

1 goutte d'huile essentielle d'arbre à thé

En cas d'abcès cutané, versez 1 goutte d'huile essentielle d'arbre à thé sur la zone à soigner et massez doucement. Répétez cette opération 4 ou 5 fois par jour, pendant 3 jours.

Mes conseils en plus

Cette petite astuce toute simple se montre d'une réelle efficacité pour les abcès cutanés les plus courants. Si l'abcès est plus profond, il peut nécessiter l'avis d'un médecin compétent. Un avis est également requis si l'abcès ne guérit pas malgré ce petit traitement à l'huile essentielle d'arbre à thé.

Une bonne hygiène de vie permet souvent d'éviter l'apparition d'abcès. En revanche, certains comportements favorisent leur apparition : mauvaise hygiène corporelle, trop grande consommation d'alcool (bière, apéritif, liqueur, vin, etc.)...

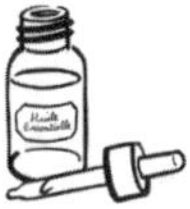

Abcès dentaire (soigner un)

1 goutte d'huile essentielle de lavande officinale • 1 goutte d'huile essentielle de laurier noble • 1 goutte d'huile essentielle de giroflier • 3 gouttes d'huile végétale de millepertuis

En cas d'abcès dentaire, et en attendant votre rendez-vous chez le dentiste, vous pouvez utiliser cette préparation en badigeon. Mélangez intimement les diverses huiles essentielles et l'huile de millepertuis. Du bout des doigts, badigeonnez la gencive avec cette préparation pendant environ 3 jours, à raison de trois applications quotidiennes.

Mes conseils en plus

Souvent douloureux, l'abcès dentaire est une infection bactérienne qui, dans la majorité des cas, se situe en périphérie de la racine d'une dent ou sur la gencive autour de la dent. Pour qu'un abcès puisse s'installer, il faut que la dent soit fracturée ou qu'elle ait une carie dentaire ayant déjà atteint la pulpe (autrement dit : la cavité centrale de la dent). Si l'infection provient plutôt de la gencive, l'abcès survient alors suite à la parodontite, qui est une maladie de la gencive. Le symptôme principal d'un abcès dentaire est une douleur assez intense au niveau de la dent infectée, éventuellement entrecoupée de périodes sans douleur. Quelques autres symptômes peuvent aussi survenir : maux de tête, fièvre, rougeur et gonflement de la gencive, apparition d'un pus généralement nauséabond... Mal ou pas soigné, un abcès dentaire peut entraîner des complications plus ou moins graves, affectant la santé de la personne atteinte : perte de la dent, infection des sinus... mais aussi angine de Ludwig (une affection qui touche les parties du visage sous la mâchoire inférieure), abcès du cerveau... Les soins sont variables, en fonction de la gravité de l'abcès, allant de la prise d'antibiotiques à un curetage (si l'abcès trouve son origine dans la gencive) ou un nettoyage endodontique (si l'abcès est d'origine dentaire).

Une variante intéressante : vous pouvez utiliser la même préparation en bain de bouche. Pour cela, diluez le mélange obtenu dans un demi-verre d'eau tiède et rincez-vous soigneusement la bouche après chaque repas. Le rinçage effectué, n'avalez pas le produit, mais recrachez-le.

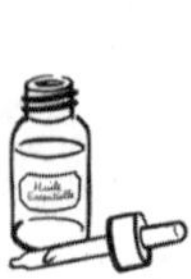

Accouchement (préparer un)

10 gouttes d'huile essentielle de palmarosa • 10 gouttes d'huile essentielle de lavande • 10 gouttes d'huile essentielle de sauge sclarée • 5 gouttes d'huile essentielle de camomille • 3 cuil. à café d'huile d'amande douce

Versez l'huile d'amande douce dans un bol et incorporez-y les différentes huiles essentielles. Mélangez. Quelques jours avant l'accouchement, massez-vous (ou faites-vous masser) le bas du dos ainsi que toutes les zones du corps où cela pourra vous apporter un réel soulagement, et donc du bien-être. N'oubliez pas deux parties importantes du corps : le plexus solaire et l'intérieur des poignets. Effet relaxant garanti !

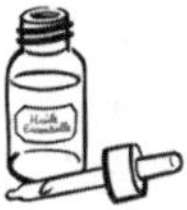

Acouphènes (soulager les)

1 goutte d'huile essentielle de cyprès • 1 goutte d'huile essentielle d'estragon • 1 goutte d'huile essentielle d'hélichryse • 1 goutte d'huile essentielle de lentisque pistachier

Versez les différentes huiles essentielles dans un petit bol et mélangez-les. Utilisez ensuite la préparation obtenue pour masser la zone autour de l'oreille atteinte. Procédez ainsi quotidiennement, à raison de 3 massages journaliers, jusqu'à amélioration sensible.

Mes conseils en plus

Les acouphènes, qui touchent entre 1 et 18 % de la population et jusqu'à 30 % des personnes adultes, sont des bruits parasites qu'une personne entend sans que ceux-ci existent réellement : sifflements, bourdonnements, cliquetis… Ils peuvent être perçus dans une seule oreille ou dans les deux, mais ils peuvent aussi sembler présents à l'intérieur même de la tête, à l'avant ou à l'arrière. Les acouphènes peuvent être occasionnels, intermittents ou continus. Ils résultent d'un dysfonctionnement du système nerveux auditif. Il s'agit d'un symptôme pouvant avoir de nombreuses causes.

Un acouphène temporaire peut survenir après une exposition à une musique très forte, par exemple. Il se résorbe généralement sans intervention. Les acouphènes chroniques sont persistants et peuvent devenir extrêmement gênants pour ceux qui en sont atteints. Toutefois, dans la grande majorité des cas, les acouphènes n'ont pas de répercussions significatives sur la qualité de vie.

Entendre des acouphènes n'est pas une maladie en soi, mais plutôt un symptôme souvent lié à une perte d'audition. Ce serait une sorte de « signal fantôme » généré par le cerveau en réponse à un endommagement des cellules de l'oreille interne. Une autre hypothèse évoque la dysfonction du système auditif central. Des facteurs génétiques pourraient être en cause dans certains cas. Le plus souvent, les facteurs liés à l'apparition d'acouphènes sont la perte d'audition attribuable au vieillissement, une exposition excessive au bruit, la prise à long terme de certains médicaments pouvant endommager les cellules de l'oreille interne, une blessure à la tête (traumatisme crânien) ou au cou (entorse cervicale), le spasme du muscle stapédien de l'oreille interne, l'obstruction du canal auditif par un bouchon de cérumen, voire certains troubles ou maladies (maladie de Paget, maladie de Ménière…). Certains acouphènes se manifestent de façon très progressive : avant de devenir permanents, ils sont perçus de façon intermittente et seulement dans des endroits calmes. D'autres apparaissent brusquement, à la suite d'un événement particulier, comme un traumatisme sonore. Bonne nouvelle, cependant : les acouphènes ne sont pas dangereux, mais peuvent devenir très dérangeants et entraîner insomnies, irritabilité, dépression, troubles de la concentration...

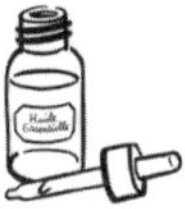

Aérophagie (traiter l')

1 goutte d'huile essentielle de cumin • 1 goutte d'huile essentielle d'estragon • 1 goutte d'huile essentielle de menthe • 2 gouttes d'huile végétale de millepertuis

Si vous souffrez d'aérophagie, essayez ce petit remède aux huiles essentielles, qui passe pour être d'une réelle efficacité. Mélangez intimement l'huile de millepertuis et les différentes huiles essentielles. Appliquez ensuite cette préparation, en massage, sur le ventre et l'estomac. Réalisez ce massage après chaque repas, pendant environ 1 semaine.

Mes conseils en plus

Certaines mesures simples, liées à la vie quotidienne, permettent également de limiter l'aérophagie : toujours manger assis (jamais debout !), en prenant le temps de bien mâcher les aliments, éviter les aliments qui se dégradent lentement et entraînent une fermentation (les légumes secs insuffisamment cuits, les préparations grasses...), modérer la consommation de crudités, de bananes et d'oignons, éviter toutes les préparations industrielles (plats prêts à l'emploi) totalement dépourvues du moindre intérêt gustatif mais riches en colorants, additifs chimiques, mauvaises graisses...

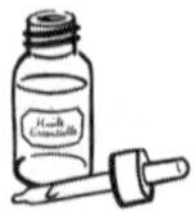

Agitation des enfants (calmer l')

3 gouttes d'huile essentielle de lavande officinale • 2 gouttes d'huile essentielle de marjolaine • 2 gouttes d'essence d'orange douce • 5 gouttes d'huile d'amande douce

Mélangez intimement les huiles essentielles, l'essence d'orange douce et l'huile d'amande douce. Appliquez cette préparation, par légers massages, sur le plexus solaire, la voûte plantaire, tout le long de la colonne vertébrale et sur la face interne des poignets. Répétez cette opération deux à trois fois pendant la journée, plus une autre fois juste avant de mettre les enfants au lit. Poursuivez ce traitement jusqu'à amélioration de leur état.

Mes conseils en plus

Cette préparation est à conseiller si vos enfants sont turbulents et agités pendant la journée. Ce procédé thérapeutique doux, naturel et efficace doit cependant s'accompagner d'autres initiatives, notamment vérifier que les enfants ne souffrent d'aucune gêne pouvant entraîner cette agitation : manque de régularité dans la vie quotidienne (différentes heures de coucher et/ou de repas chaque jour, par exemple), pollution de l'environnement, bruit ambiant trop important (circulation automobile, avions, travaux…), troubles ORL…

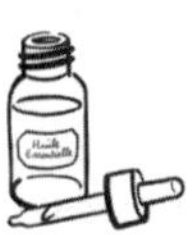

Allergie cutanée (soulager une)

5 gouttes d'huile essentielle de géranium rosat • 5 gouttes d'huile essentielle de camomille • 5 gouttes d'huile essentielle de lavande officinale • 10 gouttes d'huile végétale de calendula

Dans un petit récipient, mélangez intimement les diverses huiles essentielles et l'huile de calendula. Appliquez le mélange obtenu sur la zone à traiter. Répétez ce traitement quotidiennement, à raison de deux ou trois applications chaque jour, jusqu'à amélioration de votre état.

Mon conseil en plus

Il est toutefois prudent de prendre une précaution de base. N'importe quelle huile essentielle étant susceptible d'entraîner une petite réaction allergique, il est sage de procéder à un test préalable, par exemple dans le pli du coude. Si vous n'avez aucune réaction, n'hésitez surtout pas à employer ce remède naturel pour combattre les allergies cutanées.

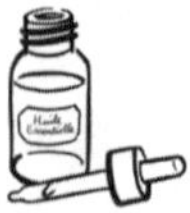

Allergie respiratoire (traiter une)

2 gouttes d'huile essentielle de camomille • 5 gouttes d'huile essentielle d'estragon • 5 gouttes d'huile essentielle de niaouli • 1 cuil. à soupe d'huile végétale de calophylle

Versez tous les composants dans un petit bol et mélangez-les intimement. Appliquez ensuite la préparation obtenue, en légers massages, sur les parties les plus sensibles : le thorax, le haut du dos, les sinus... Procédez ainsi chaque jour, à raison de trois massages quotidiens, pendant 1 semaine.

Mes conseils en plus

Évitez d'appliquer cette préparation sur le contour des yeux.

Le mot « allergie » désigne diverses réactions qui peuvent se développer en maints endroits du corps : la peau, les yeux, le système digestif, les voies respiratoires... Les types de symptômes et leur intensité peuvent varier en fonction de l'endroit du corps où se déclare l'allergie. Les six principaux types de manifestations allergiques sont les allergies alimentaires, l'asthme allergique, l'eczéma atopique, la rhinite allergique, certaines formes d'urticaire et l'anaphylaxie (subite, la réaction anaphylactique touche en général l'ensemble de l'organisme. Si elle n'est pas traitée rapidement elle peut dégénérer en choc anaphylactique, avec chute de tension, perte de conscience et – dans les cas extrêmes – décès en seulement quelques instants). Souvent, ces diverses formes d'allergies sont provoquées par les mêmes substances, même si personne ne sait actuellement dire pourquoi une allergie se développe à tel ou tel endroit du corps.

Les allergènes les plus fréquents sont les allergènes aériens (pollen, squames des animaux domestiques...), les allergènes alimentaires (lait de vache, noix, sésame, sulfite utilisé comme agent de conservation, notamment pour le vin...) ainsi que l'ensemble des autres allergènes parmi lesquels on retrouve aussi bien le latex que certains médicaments ou le venin de certains insectes tels que les guêpes ou les abeilles.

Les spécialistes attribuent la progression fulgurante et alarmante des allergies à deux phénomènes. D'une part, la perméabilité des muqueuses ou, à tout le moins, la trop grande perméabilité des muqueuses (respiratoires, buccales...), voire une modification de la flore intestinale qui laisserait passer certains allergènes dans le sang. Une autre théorie, qui recueille aujourd'hui beaucoup de suffrages, se rapporte à l'hypothèse hygiéniste. Le fait de vivre et d'évoluer dans un environnement de plus en plus aseptisé expliquerait à lui seul une bonne partie de l'augmentation des allergies au cours des dernières décennies.

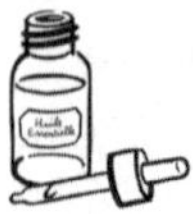

Angine (soigner une)

1 goutte d'huile essentielle de menthe poivrée • 1 goutte d'huile essentielle de niaouli • 1 goutte d'huile essentielle de thym à thujanol • 1 goutte d'huile essentielle de sarriette • 1 comprimé neutre

Si vous souffrez d'angine, mélangez intimement dans un petit bol les divers composants liquides. Versez ensuite 2 gouttes du mélange obtenu sur le comprimé neutre et laissez-le fondre sur la langue. Répétez ce traitement cinq ou six fois par jour, chaque jour, jusqu'à amélioration de votre état.

Mes conseils en plus

Gorge irritée, déglutition douloureuse, frissons dans tout le corps, maux de tête... Pas de doute ! L'angine est bel et bien capable de vous clouer au lit. Très fréquente chez les enfants de cinq à quinze ans notamment, l'angine est une inflammation infectieuse des amygdales. Elle est d'origine virale pour la grande majorité des cas (entre 50 et 90 %) et rarement d'origine bactérienne. On estime que, chaque année, elle touche près de neuf millions de personnes. D'origine virale, elle guérit en principe spontanément au bout de quelques jours (il est donc inutile d'abuser des antibiotiques), mais, dans l'intervalle, l'important est de traiter les symptômes (fièvre, mal de gorge, frissons...) et de soulager les douleurs qu'elle peut causer.

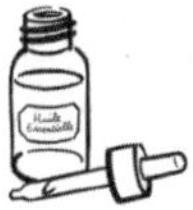

Anxiété (traiter l')

1 goutte d'huile essentielle de camomille • 1 goutte d'huile essentielle de marjolaine • 1 goutte d'huile essentielle de néroli • 1 goutte d'huile essentielle d'ylang-ylang

Si vous êtes sujet à l'anxiété, pensez aux huiles essentielles pour vous soulager. Versez les quatre huiles essentielles dans un petit bol et mélangez-les. Appliquez ensuite la préparation obtenue sur la face interne des poignets, sous la voûte plantaire et même sous la langue. Procédez ainsi deux à trois fois par jour, chaque jour, jusqu'à amélioration de votre état.

Mon conseil en plus

En complément, entamez une cure de magnésium qui ne pourra que vous être bénéfique.

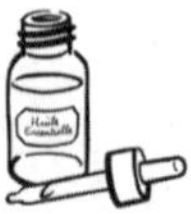

Aphtes (traiter des)

1 goutte d'huile essentielle de lavande aspic • 1 goutte d'huile essentielle de laurier noble • 1 goutte d'huile essentielle de giroflier • 3 gouttes de dispersant

Mélangez intimement les différentes huiles essentielles et versez-les dans 1/2 verre d'eau chaude. Ajoutez le dispersant et mélangez. Utilisez cette préparation en bain de bouche, en renouvelant cette opération deux à trois fois par jour, pendant 3 jours.

Mes conseils en plus

En complément, évitez les aliments susceptibles d'entraîner l'apparition des aphtes : les noix et le chocolat, notamment.

Si les aphtes apparaissent régulièrement ou s'ils sont nombreux et envahissants, il peut s'agir d'un signal d'alarme envoyé par votre système immunitaire, qui réclame un petit coup de pouce. C'est le moment de faire vérifier votre état général.

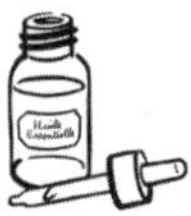

Arthrite (soulager les douleurs de l')

3 gouttes d'huile essentielle de persil • 3 gouttes d'huile essentielle de géranium • 3 gouttes d'huile essentielle de fenouil

Versez les différentes huiles essentielles dans un bol, puis ajoutez 1/2 verre d'eau tiède. Mélangez bien de manière que les différents composants soient parfaitement mêlés, puis versez cette préparation dans l'eau tiède de votre bain. Plongez-vous dans ce bain et profitez de ses bienfaits pendant environ 15 minutes, tant que l'eau est à température agréable.

Mes conseils en plus

Les trois huiles essentielles – persil, géranium et fenouil – possèdent des propriétés diurétiques et anti-inflammatoires. Incorporées à l'eau du bain, elles permettent de soulager efficacement les douleurs causées par l'arthrite.

En usage externe, l'huile essentielle de persil a aussi des vertus cicatrisantes, tandis que les huiles essentielles de géranium et de fenouil aident à éliminer la cellulite.

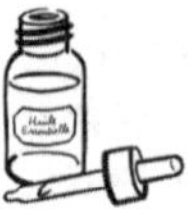

Arthrose (soulager l')

5 gouttes d'huile essentielle de genévrier • 5 gouttes d'huile essentielle de gaulthérie • 5 gouttes d'huile essentielle de lavandin • 5 gouttes d'huile essentielle de térébenthine

Mêlez les diverses huiles essentielles, puis versez 1 cuillerée à soupe du mélange obtenu dans l'eau chaude de votre bain, en mélangeant bien. Plongez-vous dans ce bain et profitez de ses bienfaits tant que l'eau est à température agréable. Recommencez ce traitement chaque jour, jusqu'à amélioration de votre état.

Ballonnements (traiter les)

1 goutte d'huile essentielle de basilic • 1 goutte d'huile essentielle de carvi • 1 goutte d'huile essentielle de coriandre • 1 goutte d'huile essentielle de menthe poivrée • 1/2 cuil. à café d'huile végétale de calophylle

Si vous souffrez de ballonnements, les huiles essentielles vous seront d'un grand secours. Mélangez intimement les quatre huiles essentielles et l'huile de calophylle, puis appliquez le mélange obtenu, en massage, sur l'estomac et le ventre. Répétez ce traitement toutes les 2 heures environ, jusqu'à amélioration de votre état.

Mes conseils en plus

Voilà un remède parfait si vous avez fait preuve de gourmandise ou si le repas a été un peu trop copieux et arrosé…

Bouffées de chaleur (traiter les)

1 goutte d'huile essentielle de cyprès • 1 goutte d'huile essentielle d'hélichryse • 1 goutte d'huile essentielle de lentisque pistachier • 1 goutte d'huile essentielle de sauge sclarée • 1 cuil. à café d'huile végétale de calophylle

Accompagnant habituellement la préménopause et la ménopause, les bouffées de chaleur peuvent causer de véritables gênes aux femmes qui en souffrent. Pour atténuer ces désagréments, mélangez intimement les diverses huiles essentielles avec l'huile de calophylle. Appliquez ensuite le mélange obtenu, en massage, sur le bas du dos et le plexus solaire. Répétez cette opération au moins deux fois par jour, pendant environ 3 semaines.

Bronchite (soigner une)

1 goutte d'huile essentielle de cyprès • 1 goutte d'huile essentielle d'eucalyptus • 1 goutte d'huile essentielle de niaouli • 1 goutte d'huile essentielle de ravintsara • 4 gouttes d'huile végétale de calophylle

Mélangez intimement tous les composants, puis appliquez la préparation obtenue sur le dos et le thorax. Procédez ainsi quotidiennement, à raison de quatre applications journalières, pendant une dizaine de jours.

Mes conseils en plus

Ce traitement est excellent si vous avez une toux sèche. Si celle-ci est grasse, procédez de la même manière, mais en mélangeant 1 goutte d'huile essentielle d'inule odorante, de myrte rouge et de ravintsara avec 3 gouttes d'huile végétale de calophylle.

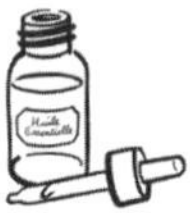

Brûlure (soigner une)

1 goutte d'huile essentielle d'arbre à thé • 1 goutte d'huile essentielle de lavande officinale • 1 goutte d'huile essentielle de lavande aspic • 1 goutte d'huile essentielle de géranium • 3 gouttes d'huile végétale de millepertuis • 3 gouttes d'huile végétale de rose musquée

Si vous souffrez d'une petite brûlure, voici un traitement qui se montrera d'une grande efficacité. Mélangez intimement les diverses huiles essentielles et végétales, puis appliquez sur la petite brûlure 2 gouttes du mélange obtenu, non dilué. Répétez cette opération trois ou quatre fois, à 15 minutes d'intervalle. Ensuite, continuez à appliquer le même traitement, à raison de trois applications dans la journée.

Mes conseils en plus

Aussi efficace soit-il, ce traitement aux huiles essentielles ne convient que pour les brûlures restreintes, tant en superficie qu'en intensité. Préalablement à ce traitement, vous pouvez passer la zone atteinte pendant quelques minutes sous l'eau froide courante.

Évitez toujours d'appliquer un corps gras (beurre, margarine...) sur une légère brûlure.

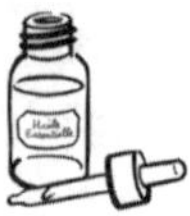

Calculs biliaires (soigner les)

1 goutte d'huile essentielle de basilic • 1 goutte d'huile essentielle de menthe poivrée • 1 goutte d'huile essentielle de romarin • 1 goutte d'essence de citron • 1 cuil. à café de miel

Les calculs biliaires peuvent être traités de la manière suivante : prenez 1 cuillerée à café de miel et ajoutez-y les différentes huiles essentielles. Laissez fondre en bouche. Recommencez cette opération pendant environ 1 heure, toutes les 15 minutes.

Mes conseils en plus

La colique biliaire est un problème fréquent, en particulier chez les femmes âgées. Provoqué par l'accumulation de calculs dans la vésicule, cet épisode douloureux justifie, lorsqu'il se répète ou qu'il se complique, une petite intervention chirurgicale. La vésicule biliaire est une petite poche située sous le foie dont le rôle essentiel est de stocker la bile avant qu'elle se déverse dans l'intestin, ce qui arrive en particulier au moment de la digestion. Sécrétée par le foie, la bile est un liquide qui facilite la digestion des graisses. Elle contient du cholestérol, des sels biliaires et des substances éliminées par le foie, dont certains médicaments. Il arrive que le cholestérol de la bile forme des cristaux dans la vésicule biliaire : ce sont les calculs biliaires. On peut cependant avoir des calculs biliaires et ne ressentir aucun symptôme. Une crise de colique biliaire se produit lorsqu'un ou plusieurs calculs obstruent le conduit qui déverse la bile dans l'intestin. Cette bile a alors tendance à s'accumuler et à provoquer le gonflement de la vésicule biliaire. Une douleur intense à droite de l'estomac et pouvant irradier dans le dos est ressentie. Ces douleurs s'accompagnent parfois de nausées et de vomissements. Les urines peuvent être plus foncées. Ces crises ont tendance à se répéter de plus en plus fréquemment.

Les calculs biliaires ont de nombreuses causes, telles que des facteurs héréditaires, l'âge, l'obésité, le diabète… Il apparaît que les femmes sont plus souvent touchées, notamment celles qui ont connu plusieurs grossesses. Cela s'explique par le fait que les œstrogènes , hormones féminines, augmentent la concentration de la bile en cholestérol, accroissant par voie de conséquence le risque de calcul. Les contraceptifs hormonaux et les traitements chimiques de la ménopause à base d'œstrogènes augmentent également le risque de crise de vésicule biliaire.

Les personnes qui souffrent de maladies intestinales inflammatoires chroniques présentent aussi un risque plus élevé de calculs biliaires, tout comme celles qui suivent certains traitements médicamenteux classiques. Notamment ceux destinés à réduire le cholestérol.

Cauchemars (lutter contre les)

1 goutte d'huile essentielle d'angélique • 1 goutte d'huile essentielle de camomille • 1 goutte d'huile essentielle de marjolaine • 1 goutte d'huile essentielle de pin laricio

Faire des cauchemars n'a rien d'une fatalité ! Et rien ne doit vous obliger à vivre avec ce désagrément nocturne. Si vos nuits sont perturbées par des « mauvais rêves », voici un petit mélange d'huiles essentielles qui vous fera le plus grand bien : mélangez intimement les quatre huiles essentielles, puis appliquez la préparation obtenue sur la face intérieure des poignets ainsi que sur le plexus solaire. Renouvelez l'opération chaque jour, environ 30 minutes avant d'aller dormir, pendant 2 ou 3 semaines.

Mes conseils en plus

La marjolaine est souvent recommandée pour combattre les troubles d'origine nerveuse, ainsi que leurs impacts négatifs sur le corps. Elle permet notamment de soulager bien des perturbations neuropsychiques, telles que le stress, les sensations d'oppression ou l'anxiété.

Une variante efficace et très agréable : 10 à 15 minutes avant d'aller dormir, diffusez dans la chambre un mélange de trois huiles essentielles à parts égales : citron, mandarine et ravintsara.

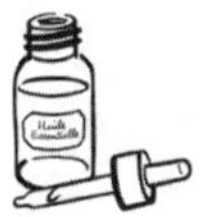

Choc émotionnel (faire face à un)

3 gouttes d'huile essentielle de camomille romaine

C'est inévitable et, comme l'on dit familièrement : « C'est la vie ! ». Un jour ou l'autre, vous devrez faire face à un choc émotionnel. Qu'il s'agisse d'un accident de la circulation, de l'apparition d'une grave maladie, d'un décès, d'un licenciement… Ce ne sont malheureusement pas les « occasions » qui manquent. Pour affronter au mieux n'importe quel choc émotionnel et pour « tenir le choc », faites confiance à l'huile essentielle de camomille romaine. Massez-vous doucement le plexus solaire avec cette huile essentielle, ce qui vous permettra de ne pas rester KO face à l'épreuve.

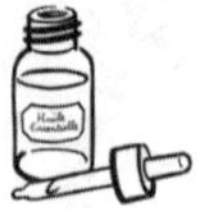

Cicatrisation (favoriser la)

2 gouttes d'huile essentielle d'hélichryse

En cas de légère blessure, de petite coupure... l'huile essentielle d'hélichryse vous aidera à cicatriser plus facilement et plus rapidement. Appliquez 2 gouttes de cette huile essentielle sur la zone à traiter et massez doucement. Répétez cette opération quotidiennement, à raison de trois fois par jour, jusqu'à complète cicatrisation.

Mes conseils en plus

Parmi ses nombreuses et intéressantes propriétés, l'huile essentielle d'hélichryse passe à juste titre pour être un anti-hématome tout à fait extraordinaire. Elle est aussi un excellent cicatrisant cutané, a une action anti-inflammatoire et des vertus antidouleurs.

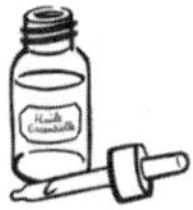

Circulation sanguine (favoriser une bonne)

3 à 5 gouttes d'huile essentielle de lavande • 3 cuil. à soupe de grains de moutarde à l'ancienne • 2 cuil. à café de piment de Cayenne en poudre • 1/2 citron jaune fraîchement pressé

Si vous souffrez d'une mauvaise circulation sanguine et que vous ressentez souvent des engourdissements ou des fourmillements, un cataplasme naturel à base d'huile essentielle de lavande, de moutarde et de piment fera merveille ! Mettez les grains de moutarde à l'ancienne dans un bol et ajoutez-y de 3 à 5 gouttes d'huile essentielle de lavande, puis le piment de Cayenne. Mélangez, puis versez le jus de citron. Déposez ensuite 1 à 2 cuillerées de cette préparation au centre d'une gaze. Fermez-la soigneusement et placez ce cataplasme sur l'extrémité atteinte d'engourdissement ou de fourmillement. Maintenez-le en place jusqu'à ce que la zone traitée se réchauffe et que les sensations désagréables disparaissent.

Mes conseils en plus

Si, après l'ajout du jus de citron, la préparation est trop liquide, remettez des grains de moutarde jusqu'à obtention d'une préparation épaisse et homogène. La moutarde et le piment de Cayenne favorisent le réchauffement et sont conseillés en cas de troubles circulatoires, tout comme le citron.

Une variante intéressante : vous pouvez éventuellement ajouter de la cannelle moulue à la préparation. Elle renforcera l'effet du cataplasme, en agissant surtout sur la circulation périphérique (doigts et doigts de pieds).

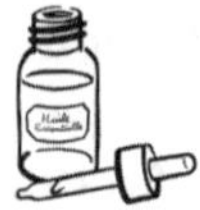

Constipation (lutter contre la)

2 gouttes d'huile essentielle de gingembre

Il est assez simple de lutter contre une légère constipation : il suffit de déposer 2 gouttes d'huile essentielle de gingembre sur le ventre et de masser en cercles, sans appuyer trop fort.

Mes conseils en plus

Vous pouvez aussi opter pour un autre remède, un peu plus complet : massez le ventre et le bas du dos avec un mélange composé d'1 goutte d'huile essentielle de basilic, 1 goutte d'huile essentielle de gingembre, 1 goutte d'huile essentielle de marjolaine, 1 goutte d'huile essentielle de térébenthine et 1/2 cuil. à café d'huile végétale de calophylle. Massez trois fois par jour pendant 1 semaine. Les symptômes devraient avoir disparu.

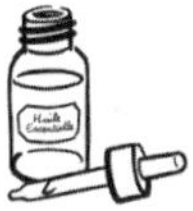

Coup de soleil (soigner un) (1)

3 gouttes d'huile essentielle de lavande • 1 cuil. à soupe de vaseline • 1 cuil. à café de miel

Versez la vaseline dans un bol placé au bain-marie, ajoutez-y le miel et faites fondre le tout, sans cesser de remuer. Retirez le bol du bain-marie et incorporez l'huile essentielle de lavande, mélangez à nouveau. Transvasez cette pommade dans un petit pot fermant hermétiquement et utilisez-la pour soigner les coups de soleil légers.

Mon conseil en plus

Antiseptique, l'huile essentielle de lavande accélère la guérison des brûlures. Cette pommade s'étale très facilement sur la peau.

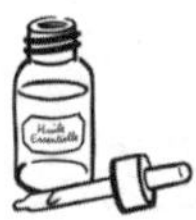

Coup de soleil (soigner un) (2)

3 à 5 gouttes d'huile essentielle de lavande aspic

Si le coup de soleil est peu étendu, vous pouvez appliquer directement dessus de 3 à 5 gouttes d'huile essentielle de lavande aspic. Procédez toutes les 15 minutes tant que la brûlure reste vive, puis espacez les applications, à raison de quatre ou cinq applications quotidiennes jusqu'à guérison.

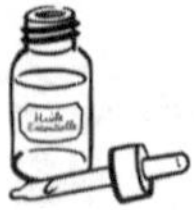

Coupe-faim (préparer un)

1 goutte d'huile essentielle de mandarine • 1 comprimé neutre

Vous désirez suivre un petit régime avant les vacances, histoire de pouvoir entrer sans problème dans ce magnifique nouveau maillot de bain ? Vous voulez simplement arrêter de grignoter tout et n'importe quoi entre les repas ? Vous voulez être moins gourmand pendant les repas ? Mais vous ne voulez pas utiliser des substances chimiques aux composants souvent douteux et vous refusez d'être le pigeon de régimes prétendument miraculeux et qui ne fonctionnent jamais sur le long terme ? Alors, faites confiance à l'huile essentielle de mandarine ! Versez une petite goutte de cette huile essentielle sur un comprimé neutre et laissez fondre en bouche. Procédez ainsi chaque jour, quatre ou cinq fois. Votre appétit sera ainsi régulé et vous succomberez nettement moins aux tentations gourmandes. Et tout cela de manière naturelle !

Mon conseil en plus

L'huile essentielle de mandarine peut éventuellement être remplacée par la même quantité d'huile essentielle de romarin.

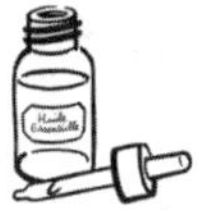

Coupure (soigner une)

2 gouttes d'huile essentielle de lavande

En bricolant ou en jardinant, voire en vous rasant : les occasions de se couper sont nombreuses au cours d'une journée. Un bon réflexe en cas de coupure : appliquer sur la plaie 2 gouttes d'huile essentielle de lavande, non diluée.

Mon conseil en plus

Si la coupure est plus profonde et qu'elle saigne, appliquez plutôt la même quantité d'huile essentielle de ciste.

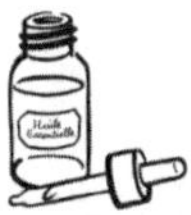

Crampes (soulager les douleurs causées par les)

4 gouttes d'huile essentielle de genièvre • 2 ou 3 kumquats • 5 grains de poivre noir • 1 petit bouquet de feuilles de coriandre

Détachez les feuilles de coriandre de leurs tiges et ciselez-les. Pressez les kumquats. Ajoutez les grains de poivre et mélangez le tout à la cuillère. Laissez infuser pendant environ 10 minutes dans l'eau frémissante avant de filtrer soigneusement la préparation. Incorporez l'huile essentielle de genièvre à l'infusion ainsi obtenue et mélangez. Utilisez cette lotion en massage sur les zones douloureuses.

Mes conseils en plus

En massage, quelques gouttes de cette lotion suffisent.

Les grains de poivre ont un effet stimulant sur la circulation sanguine et aident à maintenir la chaleur dans la zone où est appliquée cette lotion. Très aromatique, la coriandre a des propriétés analgésiques. En usage externe et en lotion, elle est efficace pour combattre les douleurs liées aux crampes.

Les kumquats sont là pour aromatiser le mélange. À défaut, ils peuvent éventuellement être remplacés par une orange.

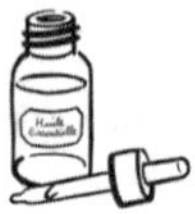

Crise de nerfs (soulager une)

2 gouttes d'huile essentielle de basilic • 10 gouttes d'huile d'amande douce

Au programme de la crise de nerfs : agitation exacerbée, cris et autres pleurs. Pour soulager ce véritable problème, un mélange d'huile essentielle de basilic et d'huile d'amande douce passe pour être un excellent traitement doux et naturel. Mélangez ces deux composants et appliquez ensuite en massage sur le plexus solaire, le dos et les épaules. Effet apaisant garanti.

Mon conseil en plus

L'huile essentielle de basilic peut éventuellement être remplacée par la même quantité d'huile essentielle de néroli.

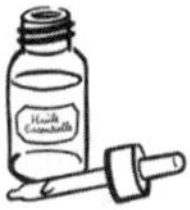

Déchirure musculaire (soulager une)

3 gouttes d'huile essentielle de gaulthérie

On ne s'en rend pas toujours compte dans la vie quotidienne, en bricolant, en jardinant ou en faisant du sport, mais un muscle est fragile. Et il peut se déchirer avec une facilité déconcertante. La douleur, dans ce cas, est extrêmement forte et parfois tellement intense qu'elle peut entraîner un évanouissement. Pour traiter immédiatement et efficacement une déchirure musculaire, le mieux est d'appliquer sur le muscle endommagé 3 gouttes d'huile essentielle de gaulthérie, non diluée. Massez longuement mais doucement la zone endolorie afin de ne pas amplifier la douleur.

Défenses immunitaires (renforcer les)

20 gouttes d'huile essentielle de lavande • 10 gouttes d'huile essentielle de bergamote • 10 gouttes d'huile essentielle de citron • 6 cl d'huile d'amande douce

Versez l'huile d'amande douce dans un flacon fermant hermétiquement, puis ajoutez les huiles essentielles. Secouez bien pour parfaitement mêler les ingrédients. Utilisez cette préparation en massages réguliers (une fois par semaine est idéal), en commençant par le dos, puis la partie supérieure des bras, les cuisses, les mains et les pieds.

Mon conseil en plus

S'il est toujours intéressant de renforcer naturellement ses défenses immunitaires, c'est encore plus important à l'entrée de l'hiver, pour se prémunir contre les rhumes, angines et autres grippes.

Démangeaisons (calmer des)

5 gouttes d'huile essentielle de lavande officinale • 5 gouttes d'huile végétale de calendula

Quelle que soit leur cause, les démangeaisons sont toujours exaspérantes. Pour les soulager, mélangez à parts égales de l'huile essentielle de lavande officinale et de l'huile végétale de calendula. Appliquez ce mélange sur la zone à traiter et laissez agir. N'hésitez pas à renouveler ce traitement aussi souvent que nécessaire, en laissant toutefois assez de temps aux produits pour agir.

Mon conseil en plus

Si la zone à soulager est faiblement étendue, vous pouvez appliquer directement 2 gouttes d'huile essentielle de lavande officinale, non diluée. Laissez simplement agir jusqu'à disparition des démangeaisons.

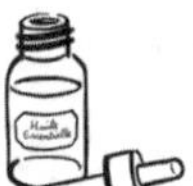

Déprime (traiter une légère)

1 goutte d'huile essentielle de verveine citronnée

- ***1 morceau de sucre***

En cas de légère déprime, versez 1 goutte d'huile essentielle de verveine citronnée sur 1 morceau de sucre, et faites fondre en bouche. Répétez cette opération quotidiennement, à raison de trois fois par jour, pendant environ 3 semaines.

Diabète (aider à lutter contre le)

1 goutte d'huile essentielle de géranium • 1 comprimé neutre

Si vous êtes prédiabétique ou diabétique, faites confiance à l'huile essentielle de géranium pour vous aider à combattre la maladie. Après chaque repas, faites fondre en bouche un comprimé neutre sur lequel vous avez préalablement versé 1 goutte d'huile essentielle de géranium. Cela vous aidera, naturellement, à réguler votre taux de sucre sanguin.

Diarrhée (combattre la)

1 goutte d'huile essentielle de marjolaine • 1 comprimé neutre

En cas de diarrhée, versez 1 goutte d'huile essentielle de marjolaine sur un comprimé neutre et faites-le fondre en bouche.

Mon conseil en plus

Ce remède est fort efficace dans le cas d'une diarrhée d'origine nerveuse. En revanche, si elle est d'origine infectieuse, le mieux est de verser 1 goutte d'huile essentielle d'origan sur un comprimé neutre, puis de le faire fondre en bouche. Répétez ce traitement avant chacun des trois repas quotidiens.

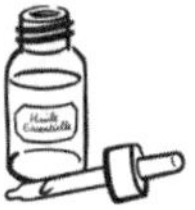

Douleurs articulaires (soulager les)

20 gouttes d'huile essentielle de lavande • 1 filet de vinaigre de cidre • 1 cuil. à soupe de miel de bruyère liquide

Versez le miel de bruyère dans un bol et ajoutez-y le vinaigre de cidre. Mélangez à la cuillère jusqu'à ce que le vinaigre soit complètement incorporé au miel. Intégrez l'huile essentielle de lavande et remuez à nouveau jusqu'à obtention d'une préparation parfaitement homogène. Appliquez l'onguent ainsi obtenu sur les zones douloureuses à l'aide d'une compresse. Laissez-la agir pendant 30 minutes, puis rincez à l'eau tiède.

Mes conseils en plus

Pour une efficacité optimale, appliquez cet onguent trois fois par jour, jusqu'à amélioration de votre état. Vous pouvez aussi l'utiliser chaque fois que la douleur devient trop vive.

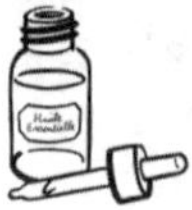

Douleurs d'estomac (soulager les)

1 goutte d'huile essentielle de basilic • 1 goutte d'huile essentielle de coriandre • 1 goutte d'huile essentielle de menthe poivrée • 1 comprimé neutre

Si, après le repas, vous souffrez de douleurs d'estomac, versez 1 goutte de chaque huile essentielle sur un comprimé neutre et faites-le fondre en bouche. Recommencez cette opération deux ou trois fois par jour, après les repas, jusqu'à ce que les douleurs s'estompent sensiblement.

Mes conseils en plus

Il est possible d'utiliser un petit traitement express en appliquant sur l'estomac, en massage, 3 gouttes d'huile essentielle d'estragon, non diluée.

Il faut aussi savoir que, dans l'immense majorité des cas, les douleurs d'estomac sont causées par une mauvaise alimentation (malbouffe industrielle, fast-food*…) et/ou par une mauvaise hygiène de vie (repas pris trop rapidement, repas pris debout…). Il est dès lors facile, avec un minimum de bon sens et de volonté, d'éviter ce problème.*

Douleurs musculaires (soulager les)

8 gouttes d'huile essentielle de lavande • 8 gouttes d'huile essentielle de romarin • 10 gouttes d'huile essentielle de genièvre • 5 cl d'huile d'amande douce

Mélangez intimement l'huile d'amande douce et les différentes huiles essentielles. Massez les zones douloureuses avec cette préparation.

Eczéma (traiter un)

20 gouttes d'huile essentielle de lavande • 1 cuil. à soupe de fleurs de lavande • 4 cl d'eau distillée • 40 g d'huile d'olive vierge extra • cire d'abeille • 15 g de lanoline

Dans un bol, mélangez intimement tous les ingrédients. Remuez le tout jusqu'à obtention d'une préparation pâteuse et parfaitement homogène. Appliquez-la chaque jour, matin et soir, sur les zones à traiter, jusqu'à amélioration de votre état.

Mes conseils en plus

En complément, prenez d'autres mesures visant à atténuer les crises : évitez certains aliments tels que le blé, le lait de vache, le lait de chèvre, le lait de jument, les arachides, le blanc d'œuf, le chocolat, les crustacés ou les mollusques ; évitez tout stress et limitez votre exposition aux allergènes provoquant l'eczéma (pollution générale et atmosphérique...).

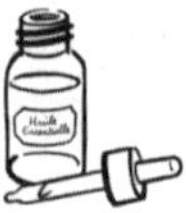

Engelures (soulager la douleur des)

3 gouttes d'huile essentielle de lavande • 5 gouttes d'huile essentielle de romarin • 3 gouttes d'huile essentielle de menthe poivrée

Dans un bol, versez les huiles essentielles et ajoutez un filet d'eau tiède. Mélangez le tout à la cuillère et laissez reposer. Remplissez ensuite une petite bassine d'eau tiède et versez-y le mélange précédent. Plongez-y les extrémités atteintes (les mains ou les pieds) et profitez des bienfaits de cette préparation pendant au moins une dizaine de minutes.

Mes conseils en plus

Les engelures sont des lésions cutanées causées par le froid. Dans la grande majorité des cas, elles se caractérisent par une enflure rouge violacé, assez douloureuse, parfois accompagnée de crevasses ou d'ampoules. Les engelures se situent la plupart du temps sur les mains ou les pieds.

L'huile essentielle de lavande présente ici des propriétés antiseptiques intéressantes. Celle de romarin a une action analgésique et stimule naturellement la circulation sanguine, tandis que l'huile essentielle de menthe poivrée est tout à la fois analgésique et anti-inflammatoire.

Une variante intéressante : il est possible d'obtenir un résultat supérieur en incorporant quelques gouttes d'huile essentielle de citron, qui est un tonique veineux et fluidifie le sang.

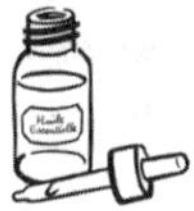

Entorse (soigner une)

1 goutte d'huile essentielle d'eucalyptus citronné • 1 goutte d'huile essentielle de gaulthérie • 1 goutte d'huile essentielle d'hélichryse • 1 goutte d'huile essentielle de laurier noble • 1 goutte d'huile essentielle de menthe poivrée • 3 gouttes d'huile végétale d'arnica

En cas d'entorse, mélangez intimement les diverses huiles essentielles à l'huile d'arnica, puis appliquez (sans appuyer pour ne pas aggraver la douleur) le mélange obtenu sur la zone à traiter. Bandez ensuite l'articulation, bien serrée. Recommencez cette opération quotidiennement, à raison de deux fois par jour, jusqu'à guérison.

Fièvre (traiter la)

5 gouttes d'huile essentielle de ravintsara • 3 gouttes d'huile essentielle d'eucalyptus radié

Pour faire doucement baisser la fièvre, mélangez l'huile essentielle de ravintsara et l'huile essentielle d'eucalyptus radié. Massez ensuite le thorax et le dos avec cette préparation, trois fois par jour, jusqu'à amélioration de votre état.

Genou douloureux (soigner un)

1 goutte d'huile essentielle d'eucalyptus citronné • 1 goutte d'huile essentielle de gaulthérie • 1 goutte d'huile essentielle de menthe poivrée • 2 gouttes d'huile végétale d'arnica

Le genou est une articulation « qui encaisse » ! À chaque pas, il doit supporter tout le poids du corps. En cas de douleur, mélangez intimement les trois huiles essentielles et l'huile d'arnica, puis appliquez le mélange obtenu en un long massage. Procédez ainsi quotidiennement, à raison de trois fois par jour, jusqu'à amélioration sensible de votre état.

Golf elbow (soigner le)

2 gouttes d'huile essentielle de gaulthérie

Pour soulager la douleur causée par le *golf elbow*, appliquez tout simplement 2 gouttes d'huile essentielle de gaulthérie, pure, sur les tendons douloureux.

Mes conseils en plus

Le golf elbow, *comme d'ailleurs le* tennis elbow, *est une tendinite du coude.*

Ce remède est bien sûr aussi valable en cas de tennis elbow.

La principale propriété de l'huile essentielle de gaulthérie, obtenue par distillation des feuilles de la plante, est de soulager efficacement et naturellement la quasi-totalité des douleurs inflammatoires. D'une manière générale, et parmi d'autres vertus, l'huile essentielle de gaulthérie possède des propriétés anti-inflammatoires, est réputée antirhumatismale, chauffe localement les muscles sur lesquels elle est appliquée, est antispasmodique et apaise les douleurs.

À l'achat, privilégiez toujours la gaulthérie originaire du Canada, plutôt que celle en provenance de Chine : la différence qualitative est vraiment significative.

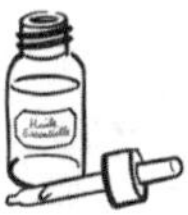

Hoquet (traiter le)

1 goutte d'huile essentielle d'estragon • 1 comprimé neutre

Vous avez le hoquet ? Versez 1 goutte d'huile essentielle d'estragon sur un comprimé neutre et laissez-le lentement fondre en bouche. Si le hoquet n'est pas complètement passé, recommencez l'opération une dizaine de minutes plus tard.

Mon conseil en plus

Il y a une méthode encore plus simple ! Versez 1 goutte d'huile essentielle d'estragon sous la langue et patientez pendant une dizaine de minutes. Si le hoquet n'est pas passé, recommencez la même opération.

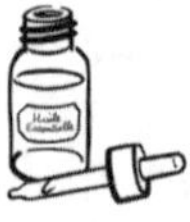

Hyperactivité (traiter l')

3 ou 4 gouttes d'huile essentielle de mélisse • 1 cuil. à café de fleurs de bourrache officinale • 1 cuil. à café de fleurs de camomille

Pour une tasse d'infusion : coupez les fleurs de bourrache en éliminant les feuilles et les tiges. Ajoutez-y les fleurs de camomille et mélangez. Ajoutez 3 ou 4 gouttes d'huile essentielle de mélisse, puis versez de l'eau frémissante sur le tout et remuez. Couvrez et laissez infuser pendant une dizaine de minutes avant de filtrer soigneusement la préparation. Suivez ce traitement en cure jusqu'à la disparition de l'hyperactivité, à raison de deux verres d'infusion chaque jour.

Mes conseils en plus

Les enfants dits hyperactifs sont souvent un problème pour leurs parents et leurs proches. Débordant d'une énergie incontrôlée, ils sont turbulents, nerveux... Pour traiter cette hyperactivité, de nombreux médecins traditionnels préconisent des traitements médicamenteux longs et à l'efficacité discutable. Cette méthode thérapeutique est d'autant plus dangereuse qu'elle peut mener à une véritable dépendance médicamenteuse, voire à une future et logique dépendance aux drogues. Ce type de traitement n'est jamais privilégié par les médecins les plus compétents, réellement attentifs au bien-être et à la santé de leurs patients. En revanche, il existe un moyen naturel et d'une totale innocuité pour traiter l'hyperactivité enfantine : une infusion à base de plantes et d'huile essentielle.

Les fleurs de camomille réduisent la tension nerveuse et favorisent un bon sommeil. L'huile essentielle de mélisse est reconnue pour ses vertus apaisantes et relaxantes.

Si l'enfant est particulièrement difficile et obstiné, et qu'il refuse d'avaler cette bienfaisante infusion, il est possible d'y incorporer 1 ou 2 cuillerées de miel ou un peu de cassonade. Normalement, l'enfant devrait mieux apprécier cette boisson essentielle à son équilibre nerveux.

Hypertension (traiter l')

6 gouttes d'huile essentielle de lavande • 2 gouttes d'huile essentielle d'ylang-ylang • 2 gouttes d'huile essentielle de marjolaine

Un bain agrémenté d'huiles essentielles adéquates permet de traiter naturellement l'hypertension. Remplissez la baignoire avec une eau à température du corps et versez-y les différentes huiles essentielles. Mélangez et plongez-vous dans ce bain bénéfique. Restez-y tant que la température de l'eau reste agréable.

Mes conseils en plus

En complément, privilégiez une bonne hygiène de vie ainsi qu'une alimentation saine et équilibrée.

Une variante intéressante : dans un diffuseur, versez 3 ml d'huile essentielle de verveine citronnée, 5 ml d'huile essentielle d'ylang-ylang et la même quantité d'huile essentielle de lavande officinale. Diffusez ces huiles essentielles chaque jour dans les pièces où vous vous tenez le plus fréquemment, à raison d'1 heure le matin et d'1 heure en soirée.

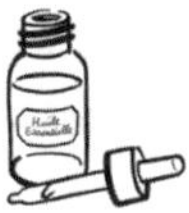

Infections bronchiques (traiter les)

3 gouttes d'huile essentielle de lavande • miel liquide • 10 gousses d'ail

Pelez et hachez les gousses d'ail, puis mettez-les dans un bol. Couvrez-les de miel liquide puis ajoutez l'huile essentielle de lavande. Mélangez à la cuillère. Transvasez le sirop obtenu dans un flacon opaque et fermant hermétiquement. Laissez reposer la préparation pendant 1 semaine, puis filtrez-la pour éliminer les morceaux d'ail. Utilisez ce sirop en cas de besoin, à raison d'1 à 2 cuillerées par jour, jusqu'à amélioration de votre état.

Mon conseil en plus

Un miel de montagne est parfaitement indiqué pour ce remède qui allie les propriétés expectorantes et antibiotiques de l'ail aux vertus antiseptiques et antibactériennes de l'huile essentielle de lavande.

Infections buccales (traiter les)

3 gouttes d'huile essentielle d'arbre à thé • 1/2 cuil. à café de teinture de souci

Versez la teinture de souci dans un verre et ajoutez-y l'huile essentielle d'arbre à thé. Mélangez à la cuillère. D'autre part, faites chauffer 10 cl d'eau, puis versez-la sur la préparation précédente. Remuez pour bien mêler les différents composants, puis utilisez cette préparation comme un bain de bouche classique, tant que c'est encore chaud.

Mes conseils en plus

Pour obtenir un résultat optimal, utilisez ce bain de bouche après vous être brossé les dents. Faites des gargarismes avec le mélange, en le gardant pendant quelques minutes en bouche, pour qu'il ait le temps d'agir avec un maximum d'efficacité. Crachez-le ensuite.

Ce remède est efficace contre de nombreuses infections buccales, telles que les aphtes, les petites plaies ou les ulcères.

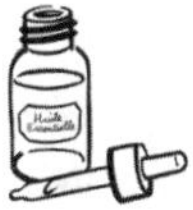

Insomnie (lutter contre l')

4 à 6 gouttes d'huile essentielle de lavande

Pour lutter contre les insomnies, l'huile essentielle de lavande peut être utilisée de différentes manières. Vous pouvez, par exemple, versez 4 à 6 gouttes d'huile essentielle de lavande sur un mouchoir propre et placer celui-ci tout près de vous. Allongez-vous et respirez profondément le parfum qui s'en dégage. Il vous aidera à vous apaiser, donc à vous endormir.

Une autre possibilité pour combattre l'insomnie : versez un peu d'huile essentielle de lavande dans un diffuseur d'arômes qui parfumera agréablement votre chambre, tout en procurant aussi un effet apaisant favorisant le sommeil.

Mon conseil en plus

Le choix du procédé (mouchoir imbibé d'huile essentielle ou diffuseur d'arômes) dépend de vos préférences personnelles.

Pour la quantité d'huile essentielle à mettre dans le diffuseur d'arômes, référez-vous au mode d'emploi de l'appareil.

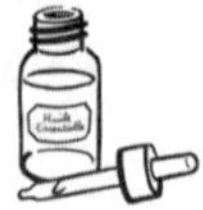

Jet-lag (combattre le)

6 gouttes d'huile essentielle de lavande • 2 gouttes d'huile essentielle de géranium • 2 gouttes d'huile essentielle de marjolaine

Avant une nuit de sommeil, un bon bain agrémenté de quelques gouttes d'huiles essentielles viendra à bout de désagréments dus au *jet-lag* : maux de tête, raideurs dans la nuque, douleurs dorsales... et mauvaise humeur. Ajoutez les différentes huiles essentielles à l'eau chaude de votre bain. Plongez-vous dans ce bain apaisant et profitez-en tant que l'eau est à température agréable. Au sortir du bain, séchez-vous et mettez-vous immédiatement au lit. Les effets du *jet-lag* auront disparu à votre réveil.

Mes conseils en plus

Si, en cours de nuit, vous vous réveillez, n'hésitez pas à verser 4 à 6 gouttes d'huile essentielle de lavande sur un mouchoir propre et à placer celui-ci tout près de vous. Allongez-vous et respirez profondément le parfum qui s'en dégage. Cela vous aidera aussi à vous apaiser et à vous détendre après votre fatigant voyage.

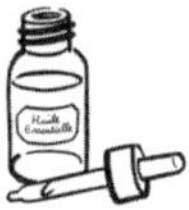

Jus dépuratif (préparer un)

4 gouttes d'huile essentielle de cannelle • 1/2 citron jaune fraîchement pressé • 2 pommes • 1 filet d'eau minérale

Épluchez les pommes et coupez-les en deux. Éliminez le cœur et les pépins. Coupez les morceaux de pommes en quartiers, puis en dés et mettez-les dans un plat creux. Arrosez-les de jus de citron pour les empêcher de noircir, puis versez l'huile essentielle de cannelle. Mélangez tous les ingrédients. Versez un filet d'eau minérale, puis transvasez le tout dans le bol d'un mixeur. Actionnez l'appareil jusqu'à obtention d'un jus. Buvez un verre de ce jus, trois fois par jour, comme dépuratif naturel.

Mes conseils en plus

Les pommes possèdent de fort nombreuses propriétés médicinales, parfois connues depuis de temps immémoriaux. Parmi les principales d'entre elles se trouve leur puissante action dépurative. Les adeptes de la médecine douce et naturelle recommandent d'ailleurs de boire 50 cl de jus de pommes frais chaque jour pour soulager les douleurs causées par l'arthrose, les rhumatismes… mais aussi en cas de calculs urinaires ou de maladies de la peau.

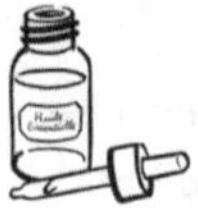

Jus détoxifiant (préparer un)

8 gouttes d'huile essentielle de géranium • 4 carottes • 1 citron jaune fraîchement pressé

Voici un jus tout à la fois savoureux, rafraîchissant et dépuratif. Grattez les carottes et lavez-les sous l'eau froide courante. Séchez-les et coupez leurs extrémités. Taillez ensuite chaque carotte en petits morceaux. Arrosez-les de jus de citron, puis versez l'huile essentielle de géranium. Mélangez le tout puis passez cette préparation au mixeur, de manière à obtenir un jus bien homogène et assez épais. Buvez-en un demi-verre chaque jour pour stimuler la production d'urine et améliorer l'élimination des déchets par les reins.

Mon conseil en plus

Le jus de citron apporte non seulement une très agréable petite note acidulée à la préparation, mais il se positionne aussi comme un formidable tonique du foie et du pancréas.

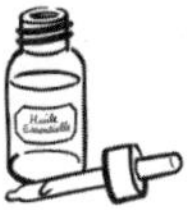

Mal de dos (soulager un)

5 gouttes d'huile essentielle d'eucalyptus • 5 gouttes d'huile essentielle de camphre • 5 gouttes d'huile essentielle de gaulthérie • 1 goutte d'huile essentielle de gingembre • 1 goutte d'huile essentielle de camomille • 1 goutte d'huile essentielle de sauge sclarée • 1 racine de valériane séchée • 5 feuilles de sauge séchées • 1 cuil. à soupe de romarin séché • 1 cuil. à soupe de camomille séchée • 1 cm de gingembre frais, pelé et émincé • huile de tournesol

Mettez la racine de valériane, la sauge, le romarin, la camomille et le gingembre dans une casserole, couvrez d'huile de tournesol et faites chauffer le tout pendant plusieurs heures : faites monter la température sans atteindre le point d'ébullition, puis éteignez le feu et laissez refroidir. Recommencez plusieurs fois cette opération. Filtrez ensuite la préparation au travers d'une passoire, puis au travers d'une mousseline. Ajoutez-y alors les différentes huiles essentielles et mélangez. Transvasez la préparation ainsi obtenue dans un flacon fermant hermétiquement. Mettez une petite quantité de cette huile sur la paume des mains et frottez-les vigoureusement pour les réchauffer, ainsi que le produit. Massez ensuite les zones sensibles avec des mouvements de massage doux.

Mes conseils en plus

Utilisée en massage, cette huile soulage les maux de dos et relaxe les muscles douloureux.

Les huiles essentielles de camphre et d'eucalyptus possèdent des propriétés antirhumatismales et décongestives.

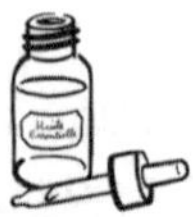

Migraine (soulager une)

2 gouttes d'huile essentielle de lavande

Si vous êtes migraineux, appliquez sur la zone douloureuse une compresse froide imbibée de 2 gouttes d'huile essentielle de lavande.

Mes conseils en plus

Attention, une migraine n'est pas un mal de tête et vice versa. *On évoque la migraine quand les éléments suivants sont réunis au moins cinq à six fois : la durée de la crise oscille entre 2 et 4 heures, la localisation est unilatérale (c'est-à-dire située d'un seul côté de la tête), la douleur est dite « pulsatile » (elle « tape » dans la tête), certaines tâches quotidiennes très simples peuvent être affectées, certains symptômes associés (nausées, sensibilité à la lumière, sensibilité au bruit, vomissements…) peuvent apparaître.*

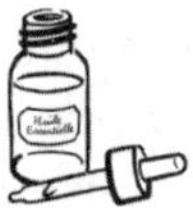

Mycose des pieds (traiter une)

2 gouttes d'huile essentielle de lavande

Tamponnez régulièrement les zones atteintes avec un morceau de coton propre imbibé de 2 gouttes d'huile essentielle de lavande. Répétez ce traitement quotidiennement, à raison de trois fois par jour, jusqu'à amélioration de votre état.

Mes conseils en plus

Préventivement, n'oubliez pas de bien vous sécher (surtout entre les orteils) après votre toilette. Évitez aussi la transpiration des pieds et de marcher pieds nus dans les vestiaires des salles de sport ou les piscines. Désinfectez vos chaussures avec un spray antifongique et faites attention aux blessures des pieds.

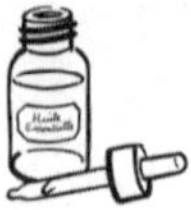

Oignons aux pieds (soigner les)

5 gouttes d'huile essentielle de romarin • 5 cuil. à café de moutarde à l'ancienne

Dans une assiette, versez la moutarde et remuez énergiquement. Transvasez ensuite dans un bol et ajoutez un filet d'eau tiède. À l'aide d'un pilon, écrasez les graines de moutarde, jusqu'à ce qu'elles soient réduites en purée. Incorporez l'huile essentielle de romarin et mélangez bien, de manière à obtenir un mélange relativement épais. Préparez un bain de pieds : remplissez une cuvette d'eau chaude, versez-y la préparation et mélangez. Plongez dedans le pied affecté par l'oignon et laissez-le tremper pendant environ 15 minutes.

Mes conseils en plus

Un « oignon » (ou plus scientifiquement un hallux valgus*) est une grosseur qui se développe à une articulation des orteils et qui est due à une inflammation de la bourse séreuse. Elle cause une douleur souvent lancinante et, dans certains cas, cela peut aller jusqu'à une déformation des orteils.*

Pour soulager encore plus efficacement la douleur, vous pouvez, après ce bain de pieds, frictionner doucement l'oignon avec 1 ou 2 gouttes d'huile essentielle de citronnelle.

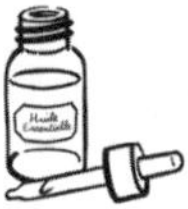

Opération chirurgicale (préparer une)

2 gouttes d'huile essentielle de camomille • 2 gouttes d'huile essentielle de verveine

C'est incontournable, vous allez devoir subir une opération chirurgicale. Outre le fait qu'une telle intervention cause toujours un choc physique, elle crée aussi un véritable stress. Pour affronter dans les meilleures conditions cette épreuve, préparez-vous psychologiquement et physiquement. Deux ou trois jours avant l'intervention, massez-vous quotidiennement le plexus solaire avec un mélange d'huiles essentielles de camomille et de verveine. Cela devrait sensiblement apaiser vos légitimes craintes.

Mes conseils en plus

Le même traitement est également à préconiser pendant les quelques jours qui suivent l'intervention chirurgicale. Pour apaiser vos craintes, mais également pour aider à une meilleure cicatrisation.

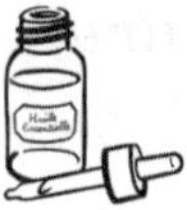

Pied d'athlète (soigner le)

1/2 cuil. à café d'huile essentielle d'arbre à thé • 50 g de soucis séchés • 75 cl d'huile de carthame

Mettez les soucis séchés dans un bocal et couvrez-les d'huile de carthame. Fermez le bocal et posez-le sur un rebord de fenêtre exposé au soleil. Laissez reposer et macérer la préparation pendant environ 3 semaines. Mettez un morceau de mousseline dans une passoire et filtrez la macération de soucis. Incorporez l'huile essentielle d'arbre à thé, mélangez et transvasez la préparation obtenue dans un flacon fermant hermétiquement. Utilisez cette lotion en cas de besoin, en tamponnant les pieds propres et secs deux fois par jour, jusqu'à guérison.

Mes conseils en plus

L'huile de carthame joue le rôle de désinfectant, les soucis aident la peau à cicatriser et l'huile essentielle d'arbre à thé est antibactérienne.

Ce que l'on appelle familièrement le « pied d'athlète » n'est pas bien grave. C'est même relativement bénin dans l'immense majorité des cas. Cette affection est causée par un champignon qui apprécie l'humidité, la chaleur et l'obscurité. Il n'est dès lors guère étonnant de constater qu'il « attaque » surtout la peau située entre les orteils. Même si, dans des cas heureusement plus rares, il peut aussi se loger dans les plis de l'aine ou sous les aisselles. Certains facteurs favorisent le développement de ces champignons et, donc, l'apparition d'un « pied d'athlète ». Notamment une mauvaise hygiène corporelle, mais aussi des chaussures en plastique ou en vinyle, ou trop serrées. Le fait de marcher pieds nus sur des planchers en bois mouillés (dans de nombreux vestiaires sportifs ou dans certaines douches, par exemple) est aussi un facteur favorisant leur apparition.

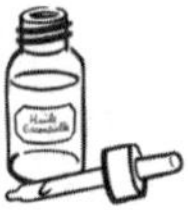

Pieds fatigués (soulager les)

6 gouttes d'huile essentielle de citronnelle • 3 cuil. à soupe de flocons d'avoine, finement moulus • 4 cuil. à soupe de fleurs de camomille séchées

Versez dans un bol les flocons d'avoine finement moulus, puis ajoutez-y les fleurs de camomille séchées. Versez ensuite l'huile essentielle de citronnelle et mélangez le tout à la cuillère. Transvasez enfin le mélange obtenu dans un sachet de mousseline et fermez-le hermétiquement. Remplissez une cuvette avec de l'eau chaude, plongez-y le sachet et laissez infuser pendant environ 10 minutes. Prenez ensuite un bain de pieds et profitez de ses bienfaits pendant une dizaine de minutes.

Mes conseils en plus

L'huile essentielle de citronnelle répand un parfum assez intense, proche de celui du citron. Elle est généralement utilisée pour combattre la douleur et lutter contre la fatigue. Elle possède des propriétés relaxantes, rafraîchissantes et déodorantes, idéales pour atténuer la fatigue et la transpiration excessive des pieds. Choisis de mouture fine, les flocons d'avoine ont une action émolliente et les fleurs de camomille séchées possèdent des propriétés anti-inflammatoires et calmantes.

N'utilisez jamais d'huile essentielle de citronnelle non diluée, car elle peut provoquer des irritations cutanées.

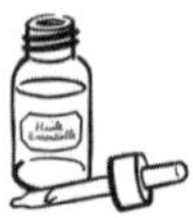

Piqûres de moustiques (prévenir les)

10 gouttes d'huile essentielle de lavande • 10 gouttes d'huile essentielle de géranium rosat • 5 gouttes d'huile essentielle de girofle • 2 cl d'huile d'amande douce

Dans un bol, mélangez intimement l'huile d'amande douce et les trois huiles essentielles. Ce mélange vous protégera efficacement si vous décidez de passer la soirée sur la terrasse alors que moustiques et autres insectes sont actifs.

Mon conseil en plus

Si vous n'avez pas d'huile d'amande douce sous la main, vous pouvez éventuellement la remplacer par de l'huile de jojoba, en même quantité. Ce petit remède sera d'une égale efficacité.

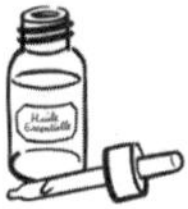

Résistance physique (augmenter naturellement la)

10 gouttes d'huile essentielle de lavande • 10 gouttes d'huile essentielle d'arbre à thé • 5 gouttes d'huile essentielle de citron • 5 cl d'huile végétale

Versez l'huile végétale dans un petit bol et ajoutez-y les différentes huiles essentielles. Mélangez bien. Emplissez l'une de vos mains de ce mélange d'huiles et frottez-la avec l'autre main jusqu'à ce que le mélange d'huiles ait atteint la température du corps. Avec des mouvements courts mais doux, massez la région située au-dessus du sacrum – cet os triangulaire assez important est situé dans la partie inférieure de la colonne vertébrale, sa partie supérieure s'articule avec la dernière vertèbre lombaire –, en allant de l'intérieur vers l'extérieur. Répétez ce geste une vingtaine de fois.

Mes conseils en plus

Ce seul massage produit deux effets positifs. D'une part, il permet d'améliorer l'élimination des toxines par les reins et, d'autre part, il intensifie sensiblement l'activité des glandes surrénales, qui contribuent à la régulation du système immunitaire. Au total, ce massage augmente la résistance physique globale.

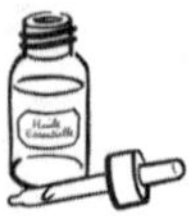

Rhinite (soigner une)

2 gouttes d'huile essentielle de camomille • 5 gouttes d'huile essentielle d'estragon • 5 gouttes d'huile essentielle de niaouli • 1 cuil. à soupe d'huile végétale de calophylle

Versez tous les composants dans un petit bol et mélangez-les intimement. Appliquez ensuite la préparation obtenue, en légers massages, sur les parties les plus sensibles : le thorax, le haut du dos, les sinus... Procédez ainsi chaque jour, à raison de trois massages quotidiens, pendant 1 semaine.

Mon conseil en plus

Évitez d'appliquer cette préparation sur le contour des yeux.

La rhinite allergique saisonnière – également connue sous la dénomination de « rhume des foins » – est une allergie au pollen des graminées, des herbacées ou des arbres. Elle survient surtout au printemps et en été, lorsque les niveaux de pollen sont élevés. Comme pour toute allergie, c'est le contact avec l'élément allergène qui entraîne une réaction immunitaire du corps. Celui-ci libère alors des anticorps dirigés contre l'allergène et de l'histamine, qui est à l'origine des inflammations et des symptômes. Entraînant tout à la fois congestion nasale, yeux rouges, démangeaisons nasales, maux de tête, fatigue… le rhume des fois peut induire, à terme, une sinusite, un asthme ou, chez l'enfant, une otite. Il s'agit donc d'une maladie à surveiller de près et à traiter rapidement et efficacement.

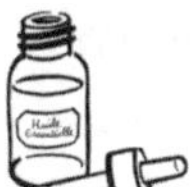

Rhumatismes (combattre les)

3 gouttes d'huile essentielle de camomille • 2 gouttes d'huile essentielle de marjolaine • 5 gouttes d'huile essentielle de poivre noir • 5 cuil. à soupe d'huile de pépins de raisin

Versez l'huile de pépins de raisin, qui servira d'huile de support, dans un bol et incorporez-y les différentes huiles essentielles. Versez un filet d'eau chaude et mélangez bien tous les composants. Trempez une compresse dans cette préparation et appliquez-la aussitôt sur la zone endolorie.

Mes conseils en plus

Pour une action encore plus efficace, vous pouvez incorporer quelques gouttes d'huile essentielle de citron ou de romarin à ce remède.

Analgésique, l'huile essentielle de poivre noir est recommandée pour soulager les douleurs musculaires et rhumatismales. Apaisant aussi les rhumatismes, l'huile essentielle de camomille aide à détendre les muscles contractés.

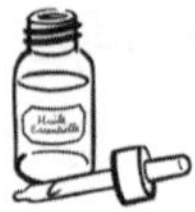

Sautes d'humeurs (réguler les)

1 goutte d'huile essentielle de lavande officinale • 1 goutte d'huile essentielle de camomille romaine • 1 goutte d'huile essentielle de néroli • 1 goutte d'huile essentielle de litsée citronnée • 1 goutte d'huile essentielle de basilic • 3 gouttes d'huile végétale de calophylle

Les sautes d'humeur sont extrêmement difficiles à vivre, non seulement pour soi, mais aussi pour l'entourage qui vit souvent assez mal ces passages soudains du rire aux larmes et de la gaieté à la tristesse. Pour tenter de réguler ces changements, mélangez les différentes huiles essentielles et l'huile végétale de calophylle. Appliquez ensuite la préparation obtenue sur le plexus solaire, le dessus des pieds et la face interne des poignets.

Mes conseils en plus

Ce remède peut être utilisé chaque fois que le besoin s'en fait sentir.

Il existe une variante très simple, à base d'huile essentielle de lavande : ouvrez un flacon de cette huile essentielle, penchez-vous au-dessus et respirez doucement mais profondément, en vous concentrant sur le parfum de la lavande. Vous pouvez utiliser ce traitement très simple chaque fois que le besoin s'en fait sentir.

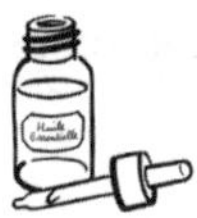

Sommeil réparateur (préparer un)

20 gouttes d'huile essentielle de lavande • 20 gouttes d'huile essentielle de santal • 2 cuil. à soupe d'huile d'olive vierge extra

Mêlez les divers ingrédients dans un verre. Versez un filet de cette préparation dans l'eau chaude de votre bain, puis plongez-vous dedans et profitez de ce savoureux bain pendant 15 à 20 minutes, en vous détendant. Il ne vous reste plus qu'à aller dormir et à profiter d'une excellente nuit.

Mon conseil en plus

Ce bain préparatoire au sommeil est à conseiller tout particulièrement aux personnes nerveuses ou insomniaques.

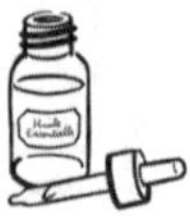

Système immunitaire (renforcer le)

15 gouttes d'huile essentielle de lavande • 5 gouttes d'huile essentielle de citron • 5 gouttes d'huile essentielle de bergamote • 5 cl d'huile végétale

Versez l'huile végétale dans un petit bol et ajoutez-y les différentes huiles essentielles. Mélangez bien. Emplissez l'une de vos mains de ce mélange d'huiles et frottez-la avec l'autre main jusqu'à ce que le mélange d'huiles ait atteint la température du corps. À ce moment-là, commencez le massage du dos, de la partie supérieure des bras, des cuisses, des mains et des pieds, en faisant bien pénétrer le mélange.

Mes conseils en plus

Il ne faut jamais verser une huile de massage directement sur le corps car, trop froide, elle risque de provoquer un petit choc thermique. Avant de l'appliquer, il est vivement conseillé de la réchauffer dans le creux d'une main.

Dans l'immense majorité des cas, un massage hebdomadaire suffit à assurer un renforcement naturel du système immunitaire. Cependant, si vous prenez des antibiotiques chimiques pendant une période relativement longue ou si vous côtoyez des personnes qui souffrent de certaines infections (le rhume, la grippe...), mieux vaut accélérer la cadence et passer à un massage quotidien.

Vaginite (soigner une)

1 goutte d'huile essentielle de thym à thujanol • 1 goutte d'huile essentielle de lavande officinale • 1 goutte d'huile essentielle de laurier noble • 20 gouttes d'huile végétale de calendula

Versez l'huile végétale dans un flacon muni d'un compte-gouttes et ajoutez-y les différentes huiles essentielles. Mélangez bien les différents composants. Appliquez localement chaque jour, à raison de 2 applications quotidiennes (le matin et le soir), 4 gouttes de la préparation, et cela jusqu'à l'amélioration sensible de votre état.

Mes conseils en plus

La vaginite est une inflammation du vagin qui est le plus souvent due à une infection, mais pas toujours. Elle se traduit par une irritation, des démangeaisons ou des sensations douloureuses à la vulve ou au vagin, ainsi que par des pertes vaginales « anormales ».
Selon les spécialistes, une vaginite est très souvent causée par une mauvaise hygiène locale. Pour efficace qu'il soit, ce remède aux huiles essentielles doit donc s'accompagner d'une meilleure hygiène.

La durée exacte de ce traitement dépend d'une personne à l'autre, notamment en fonction de l'ampleur de l'inflammation.

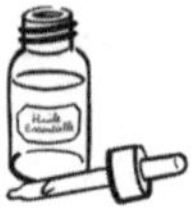

Varicelle (soulager les démangeaisons causées par la)

10 gouttes d'huile essentielle de lavande • 50 ml d'huile végétale

Mélangez quelques gouttes d'huile essentielle de lavande à de l'huile végétale. Badigeonnez ensuite les boutons provoqués par la varicelle avec cette préparation, afin de soulager les horripilantes démangeaisons.

Mon conseil en plus

Il est important de souligner que ce remède ne guérit pas la maladie, mais il soulage efficacement les démangeaisons qu'elle provoque.

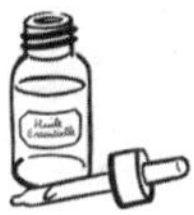

Varices (soigner les)

10 gouttes d'huile essentielle de cyprès • 5 gouttes d'huile essentielle de géranium • 5 gouttes d'essence de rose • 1 cuil. à soupe d'huile de germes de blé

Versez les deux huiles essentielles dans une coupelle et ajoutez-y l'huile de germes de blé qui sert ici d'huile de support. Incorporez ensuite l'essence de rose et mélangez bien tous les composants. Appliquez doucement ce tonique sur les varices.

Mes conseils en plus

Le cyprès est depuis longtemps utilisé pour combattre les problèmes de circulation veineuse. L'huile de germes de blé peut éventuellement être remplacée par une autre huile végétale.

Les personnes qui ont des varices souffrent d'une insuffisance veineuse chronique : leur système veineux éprouve de la difficulté à assurer le retour du sang vers le cœur. Les premiers signes sont très caractéristiques : douleurs, fourmillements et sensation de lourdeur dans les jambes, crampes aux mollets, enflure aux chevilles et aux pieds... ainsi que des démangeaisons. Ces symptômes sont amplifiés lorsqu'on reste longtemps debout ou assis sans bouger. Les principaux facteurs de risque sont l'obésité (l'excès de poids exerce une pression accrue sur le système veineux des membres inférieurs), la station debout immobile ou le piétinement, la station assise durant de longues périodes, le manque d'exercice physique, l'exposition à la chaleur (bains de soleil, bains très chauds...), le soulèvement répété d'objets lourds (manutention, haltérophilie...).

Il est difficile, pour ne pas dire impossible d'empêcher la formation de varices si l'hérédité prédispose les personnes. Cependant, le maintien d'un bon tonus musculaire et d'une bonne forme physique permet de diminuer le risque d'apparition de varices ou, à tout le moins, de retarder leur apparition. Les risques de complications ultérieures (ulcères, brunissement de la peau, apparition de caillots sanguins...) sont ainsi réduits.

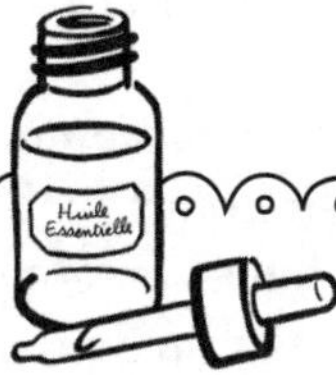

Maison et jardin

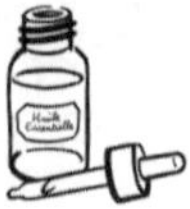

Abat-jour (nettoyer un)

5 gouttes d'huile essentielle de lavande • 5 gouttes d'huile essentielle de géranium • 3 cuil. à soupe d'huile de lin

Si vous voulez nettoyer facilement un abat-jour en papier plastifié comme on en trouve sur de nombreux luminaires, ce produit maison aux huiles essentielles vous sera d'un grand secours. Versez l'huile de lin dans un bol et ajoutez-y les deux huiles essentielles. Mélangez les ingrédients à la cuillère, puis laissez reposer la préparation avant de la transvaser dans un vaporisateur. Vaporisez ensuite très peu de produit, et à distance rapprochée, sur l'abat-jour. Essuyez-le délicatement à l'aide de morceaux de coton propre, puis faites-le briller avec une peau de chamois ou un chiffon doux, jusqu'à ce qu'il soit parfaitement sec.

Mon conseil en plus

Ce produit est parfait pour un abat-jour en papier plastifié, mais ne convient pas pour un abat-jour en parchemin, lequel se contentera d'un coup de chiffon doux en fonction des besoins.

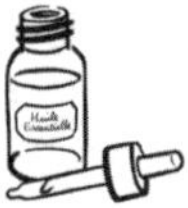

Adoucissant pour les textiles (préparer un)

8 gouttes d'huile essentielle de citron • 8 gouttes d'huile essentielle d'orange douce • 1 tasse de vinaigre blanc • 1 tasse de borax

Faites dissoudre le borax dans 1 tasse d'eau chaude, puis laissez refroidir quelques instants. Incorporez ensuite le vinaigre blanc et les deux huiles essentielles. Ajoutez une dose de ce produit lors du dernier cycle de rinçage de votre machine à laver.

Mon conseil en plus

Outre le fait qu'il est un excellent adoucissant, ce produit facile à réaliser et à utiliser procure à votre linge une très agréable note de fraîcheur. Et cela de manière naturelle, ce qui contraste agréablement avec les parfums de synthèse des produits industriels.

D'origine naturelle, le borax est un sel minéral qui s'attaque aussi bien à la saleté qu'à la graisse. Il se positionne comme un excellent détachant, un super-désinfectant et un formidable détergent. Son utilisation, économique et efficace, demande tout de même quelques petites précautions de base : le produit doit toujours rester hors de portée des animaux domestiques et des enfants, il est conseillé de porter des gants lors de son utilisation car il peut se montrer nocif en cas de peau abîmée, de blessure…

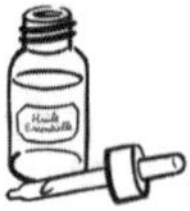

Blanchissant pour le linge (préparer un)

8 gouttes d'huile essentielle de citron • 1/2 tasse de jus de citron jaune fraîchement pressé • 1/2 tasse de borax

Versez le jus de citron, 2 tasses d'eau et l'huile essentielle de citron dans un bol et émulsionnez-les. Faites tremper le linge que vous désirez blanchir dans cette préparation pendant au moins 1 heure. Ensuite, lavez votre linge comme d'habitude, en ajoutant le borax au moment du rinçage.

Mes conseils en plus

L'utilisation du borax, pour économique et efficace qu'elle soit, demande tout de même quelques petites précautions de base : le produit doit toujours rester hors de portée des animaux domestiques et des enfants, il est conseillé de porter des gants lors de son utilisation car il peut se montrer nocif en cas de peau abîmée, de blessure…

Si vous désirez encore intensifier l'effet naturel blanchissant de cette préparation, évitez de faire sécher votre linge dans un sèche-linge, mais étalez-le au soleil.

Si vous avez trop de produit, conservez-le au réfrigérateur pour votre prochaine lessive.

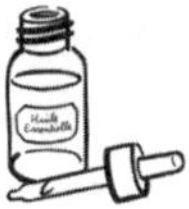

Bougies d'aromathérapie (préparer des)

60 gouttes d'huile essentielle de géranium • 300 g de paraffine, en granules • mèches • porte-mèches • mastic à modeler • quelques pots en verre

Coupez les mèches d'une longueur augmentée de 5 à 10 cm environ par rapport à la profondeur des pots en verre que vous allez utiliser. Enfilez-les dans des porte-mèches, lestez la base et fixez le fil avec du mastic à modeler. Mettez les mèches dans les pots et faites passer la longueur en trop par-dessus une brochette en bois. D'autre part, faites fondre les granules de paraffine au bain-marie, sans cesser de remuer à la cuillère. Éteignez le feu, puis incorporez l'huile essentielle de géranium. À la louche, transvasez la cire encore chaude dans les pots en verre, en maintenant les mèches parfaitement tendues et bien centrées. Réservez un peu de cire pour pouvoir en rajouter. Laissez ensuite les bougies se figer pendant toute une nuit. Le lendemain, remplissez le creux autour des mèches avec la cire réservée et préalablement réchauffée. Laissez figer, puis coupez la mèche de chaque bougie à la longueur désirée. La lumière des bougies a un effet apaisant et relaxant, renforcé par l'huile essentielle de géranium qui est, elle aussi, relaxante.

Mes conseils en plus

Si vous désirez que vos bougies dégagent un parfum moins puissant et capiteux, vous pouvez réduire très légèrement la quantité d'huile essentielle de géranium.

Cette préparation vous permet de confectionner un nombre variable de bougies, en fonction de la taille des pots en verre utilisés. Vous avez envie d'une seule grosse bougie ? Cette préparation est parfaite ! Vous avez envie de plusieurs petites bougies à disséminer dans votre maison ? Cette préparation est tout aussi idéale !

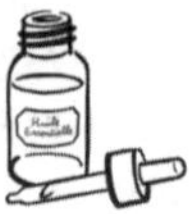

Broderie (raviver les couleurs d'une)

2 gouttes d'huile essentielle de souci • 2 gouttes d'huile essentielle de jasmin • 3 fleurs de lavande séchées • 3 feuilles de menthe fraîches

Mettez les fleurs de lavande dans un bol (sans les tiges ni les feuilles) et ajoutez-y quelques feuilles fraîches de menthe. Mélangez à la spatule. Faites bouillir 50 cl d'eau dans une casserole, puis éteignez le feu et versez-y le mélange de lavande et de menthe. Couvrez le récipient et laissez infuser quelques minutes. Filtrez l'infusion obtenue et laissez-la refroidir. Incorporez-y enfin les deux huiles essentielles. Imbibez un morceau de coton propre avec cette préparation et imprégnez-en délicatement la broderie dont les couleurs sont un peu ternies. Rincez immédiatement à l'eau claire.

Mon conseil en plus

L'infusion de lavande et de menthe doit absolument être très légère et tout juste teinter l'eau. Ne laissez donc pas les feuilles de menthe et de lavande infuser trop longtemps. À défaut, le produit utilisé risque de tacher la broderie traitée.

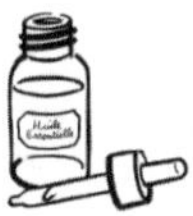

Chaussures de sport (désodoriser les)

20 gouttes d'huile essentielle de romarin • 20 gouttes d'huile essentielle d'arbre à thé • 5 gouttes d'huile essentielle de citron • 4 gouttes d'huile essentielle de girofle • 6 cuil. à soupe de fécule de maïs • 3 cuil. à soupe de bicarbonate de soude

C'est immanquable, après un certain temps d'utilisation, toutes les chaussures de sport finissent par dégager des effluves bien loin des plus délicats parfums. Voici un désodorisant qui va s'attaquer de manière très efficace à ce problème. Mettez la fécule de maïs dans un grand bol en verre, puis ajoutez le bicarbonate de soude et mélangez. Incorporez les diverses huiles essentielles et remuez à nouveau, à la fourchette, en évitant la formation de grumeaux. Mettez

1 cuillerée de ce désodorisant maison dans chaque chaussure, secouez-les pour disperser le produit et frottez l'intérieur. Laissez agir pendant toute une nuit, puis éliminez le produit en brossant énergiquement.

Mes conseils en plus

Ce désodorisant très efficace convient également pour les chaussures en toile que l'on porte au cœur de l'été. Il désodorise naturellement et a aussi un effet antibactérien.

Une précaution : évitez de porter des chaussettes foncées pendant les deux ou trois jours qui suivent l'application du produit dans les chaussures.

Vous pouvez conserver le produit (quasiment indéfiniment) dans un pot en verre hermétiquement fermé.

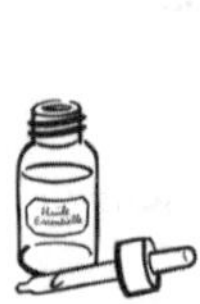

Chaussures en cuir (nettoyer des)

5 gouttes d'huile essentielle de cannelle • 2 mandarines

Pressez les mandarines afin d'en extraire un maximum de jus, puis versez l'huile essentielle de cannelle. Mélangez. Trempez l'extrémité d'une peau de chamois dans ce mélange, puis appliquez-le sur toute la surface de la chaussure (à l'exception des éventuelles zones très usées). Laissez sécher à l'air libre et recommencez l'opération. Faites briller à l'aide d'une brosse à chaussures. Sur les zones très usées non traitées avec le mélange, appliquez simplement du cirage. Laissez sécher et faites briller comme d'ordinaire.

Mes conseils en plus

L'huile essentielle de cannelle, qui est un excellent antiseptique, permet de compenser le parfum assez soutenu du jus de mandarines.

Ce mélange embellit et redonne de l'éclat aux chaussures en cuir. Pour éviter la perte d'éclat, il convient de les nourrir régulièrement.

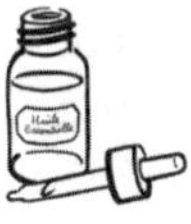

Congélateur ou réfrigérateur (nettoyer l'intérieur du)

6 gouttes d'huile essentielle de romarin • 1/4 de tasse de bicarbonate de soude

Versez les ingrédients dans un bol, ajoutez de l'eau jusqu'à l'obtention d'une substance pâteuse. Mouillez un chiffon doux et non pelucheux dans ce mélange et passez-le à l'intérieur du congélateur (les portes, les parois, les paniers, les clayettes...). Essuyez ensuite avec un chiffon sec. Avant de remettre de la nourriture dans l'appareil, faites baisser la température.

Mes conseils en plus

Avant de procéder à ce nettoyage, il est conseillé d'arrêter l'appareil pour qu'il se réchauffe pendant une dizaine de minutes. Enlevez toute la nourriture et conservez-la au frais (dans une glacière, par exemple).

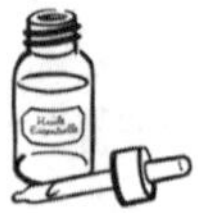

Cuir (détacher le)

3 gouttes d'huile essentielle de géranium • 1/2 citron jaune fraîchement pressé • 1 filet d'eau distillée

Versez le jus de citron dans un bol et ajoutez-y un filet d'eau distillée. Mélangez, puis ajoutez l'huile essentielle de géranium. Mélangez à nouveau. Imprégnez une boule de coton de ce produit et tamponnez la tache à éliminer. Laissez agir quelques secondes et rincez avec un chiffon de coton légèrement humidifié.

Mes conseils en plus

Ce détachant est efficace pour de nombreuses surfaces en cuir. Une seule précaution : il faut tamponner délicatement la tache avec un coton imbibé de produit et surtout ne pas la frotter au risque d'enlever la patine du cuir.

Astringent, le jus de citron doit être utilisé avec modération, tout comme l'huile essentielle de géranium qui peut tacher le cuir si elle n'est pas diluée.

Cuir (traiter le)

4 gouttes d'huile essentielle de jonc odorant • 1/2 tasse de vinaigre blanc • 1/2 tasse d'huile d'olive vierge extra

Versez tous les composants dans un bol et émulsionnez-les. Transvasez-les dans un flacon muni d'un vaporisateur. Vaporisez ce produit sur le cuir et faites ensuite briller à l'aide d'un chiffon propre, doux et non pelucheux.

Cuvette des toilettes (détartrer la)

3 gouttes d'huile essentielle de bois de santal • 1/2 tasse de borax • 1/2 tasse de vinaigre blanc • 1 cuil. à soupe de savon liquide de Castille • 1 cuil. à soupe de teinture de vanille

Réunissez tous les composants dans un bol et mélangez-les intimement. Versez-les dans la cuvette des toilettes et laissez agir pendant toute une nuit. Le lendemain, frottez la cuvette à la brosse et tirez la chasse.

Mon conseil en plus

Délicatement parfumé, ce produit maison nettoie en profondeur, désinfecte et détartre. Trois opérations en une seule !

L'utilisation du borax, économique et efficace, demande quelques petites précautions de base : le produit doit toujours rester hors de portée des animaux domestiques et des enfants, il est conseillé de porter des gants lors de son utilisation car il peut se montrer nocif en cas de peau abîmée, de blessure...

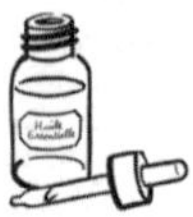

Cuvette des toilettes (nettoyer la)

1 cuil. à soupe d'huile essentielle d'arbre à thé • 1/4 de tasse de savon liquide de Castille

Versez les différents composants dans un bol avec 2 tasses d'eau et émulsionnez. Transvasez le mélange obtenu dans une bouteille munie d'un vaporisateur. Secouez vigoureusement. Utilisez ce mélange pour l'entretien quotidien des toilettes, puis terminez le nettoyage avec un chiffon humide.

Mes conseils en plus

Si vous n'avez pas d'huile essentielle d'arbre à thé sous la main, remplacez-la, en même quantité, par de l'huile essentielle d'eucalyptus.

Ce produit peut bien entendu être utilisé partout dans la maison, mais il se révèle d'une réelle efficacité pour les toilettes.

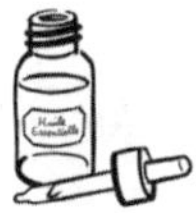

Désodorisant au romarin (préparer un)

5 gouttes d'huile essentielle de romarin • eau minérale

Versez l'eau minérale dans un petit vaporisateur (120 ml), sans le remplir complètement. Ajoutez l'huile essentielle de romarin, fermez le flacon et secouez-le vigoureusement afin de bien mélanger l'huile essentielle à l'eau. Laissez reposer la préparation pendant environ 12 heures afin de permettre à l'odeur de bien se diffuser. Agitez le flacon avant chaque usage. Utilisez ce désodorisant au romarin dans vos pièces d'habitation, en fonction des besoins.

Mes conseils en plus

L'huile essentielle de romarin dégage un parfum très agréable et est réputée pour favoriser une bonne concentration. Ce désodorisant est donc intéressant dans un bureau.

Vous pouvez bien entendu préparer plusieurs désodorisants aux parfums différents. Ainsi, l'huile essentielle de lavande, apaisante, est utile dans le salon ou la chambre ; celle de géranium, qui est plutôt relaxante, est parfaite pour la chambre et la salle de bains... Certaines huiles essentielles conviennent dans toutes les pièces. C'est notamment le cas des huiles essentielles d'agrumes qui dégagent un parfum stimulant et tonique, ou des huiles essentielles dégageant une senteur florale.

Attention : une fois utilisé avec ce désodorisant, le flacon vaporisateur ne pourra plus servir pour une autre utilisation.

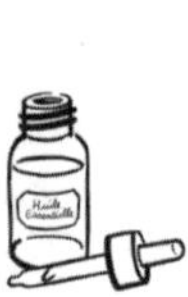

Désodorisant d'ambiance (préparer un)

1 cuil. à soupe d'huile essentielle de lavande • 1 cuil. à soupe d'huile essentielle d'eucalyptus • 1 cuil. à soupe d'huile essentielle de menthe poivrée

Faites bouillir 60 cl d'eau, puis laissez-la refroidir et transvasez-la dans un bocal. Ajoutez-y les différentes huiles essentielles, puis fermez le bocal et secouez-le vigoureusement afin de bien mêler les divers composants. Finalement, transvasez la préparation dans un flacon muni d'un vaporisateur. Utilisez ce mélange fait maison comme désodorisant naturel, afin de donner une odeur de propre et de frais à toutes vos pièces.

Mes conseils en plus

Ce désodorisant maison masque bien les odeurs les plus tenaces et désagréables, telle que la fumée de cigarette et le tabac froid. Avantage supplémentaire : il agit comme un répulsif pour les insectes.

Une seule précaution : utilisez ce désodorisant avec modération car les huiles essentielles dégagent un parfum assez puissant. Pour la même raison, évitez de l'utiliser dans la cuisine ou dans les endroits où est stockée de la nourriture fraîche (cellier...).

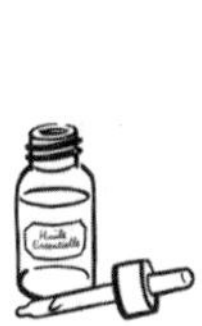

Détachant pour lainages (préparer un)

1 cuil. à soupe d'huile essentielle d'eucalyptus • 250 g de savon, en paillettes • 25 cl d'alcool à brûler

Versez les paillettes de savon dans un plat creux en verre, puis versez l'alcool à brûler dessus. Remuez à l'aide d'une cuillère métallique, puis incorporez l'huile essentielle d'eucalyptus et mélangez une nouvelle fois. Transvasez le mélange obtenu dans un bocal fermant hermétiquement et conservez-le dans un endroit sombre et frais. Diluez-le toujours avant l'emploi, en comptant 1 cuillerée à soupe de produit pour 4 litres d'eau chaude. Plongez un chiffon dans la solution, tordez-le et utilisez-le pour nettoyer les taches sur les lainages. Tamponnez doucement la tache à éliminer et épongez à l'eau pour rincer.

Mes conseils en plus

En raison de ses désagréables émanations, l'alcool à brûler doit toujours être manipulé dans un local bien aéré et à l'abri des flammes.

Une précaution essentielle : avant d'utiliser ce produit sur la tache à éliminer, faites un petit test de résistance des couleurs du lainage sur une petite surface discrète.

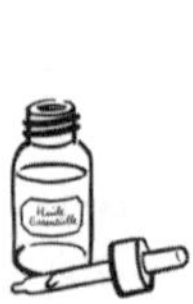

Détachant pour le coton et le lin (préparer un)

3 à 5 gouttes d'huile essentielle de romarin • 12 feuilles de lierre, bien vertes

À l'aide de ciseaux, séparez les feuilles de lierre de leurs pétioles. Mettez un peu d'eau dans un bol et ajoutez-y quelques gouttes d'huile essentielle de romarin, puis les feuilles de lierre préalablement coupées en très petits morceaux. Mélangez ces différents composants à la cuillère en bois, puis laissez macérer la préparation pendant environ 48 heures. À l'issue de ce temps de macération, filtrez le liquide et conservez-le dans un récipient fermant hermétiquement, glissé dans le réfrigérateur. Appliquez ce détachant à l'aide d'une boule de coton sur la surface tachée. Laissez agir pendant une vingtaine de minutes, puis rincez. Au besoin, recommencez la même opération.

Mon conseil en plus

Pour une efficacité maximale, ne sélectionnez que des feuilles de lierre bien vertes et vieilles car elles contiennent plus de chlorophylle.

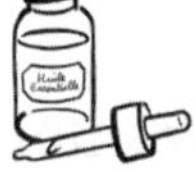

Détachant pour le papier peint vinyle (préparer un)

3 à 5 gouttes d'huile essentielle de romarin • 1 verre de vinaigre de cidre • mie de pain

Versez le vinaigre de cidre dans un récipient bas et large, laissez reposer pendant une dizaine de minutes, puis ajoutez un filet d'eau tiède. Mélangez. Incorporez l'huile essentielle de romarin. Extrayez la mie du pain (jetez les croûtes ou réservez-les pour un autre usage) et trempez très légèrement des morceaux de mie dans la préparation précédente. Nettoyez le papier peint vinylique taché avec des boulettes de mie de pain, puis rincez à l'aide d'une éponge mouillée. Essuyez enfin avec un chiffon de coton propre et sec.

Mes conseils en plus

Ce produit à base d'huile essentielle de romarin permet d'éliminer les traces d'humidité et de poussière sur le papier peint vinyle. Il lui redonne aussi de la couleur et (presque) son éclat d'origine.

Il est essentiel de n'utiliser que du vinaigre de cidre qui est nettement moins agressif que les autres.

Une précaution : si le papier peint n'est pas vinyle, faites au préalable un petit test dans un endroit discret avant d'utiliser ce produit sur l'ensemble de la surface.

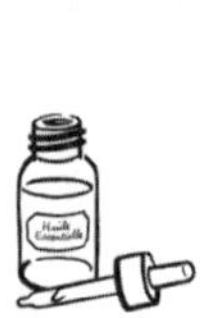

Détachant pour les tissus (préparer un)

6 gouttes d'huile essentielle d'eucalyptus • 1 cuil. à soupe de borax

Faites dissoudre le borax dans 1 tasse d'eau chaude, puis laissez refroidir. Ajoutez ensuite l'huile essentielle d'eucalyptus et transvasez le mélange obtenu dans une bouteille munie d'un vaporisateur. Vaporisez ce produit sur la tache à éliminer, laissez sécher, puis épongez à l'aide d'un chiffon humide. N'hésitez pas à renouveler l'opération si cela s'avère nécessaire.

Mon conseil en plus

Cette astuce permet d'éliminer les taches sur la majorité des tissus, y compris les tentures et tapisseries.

L'utilisation du borax, économique et efficace, demande tout de même quelques petites précautions de base : le produit doit toujours rester hors de portée des animaux domestiques et des enfants, il est conseillé de porter des gants lors de son utilisation car il peut se montrer nocif en cas de peau abîmée, de blessure…

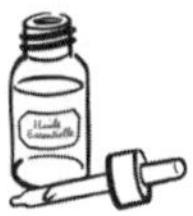

Encaustique (préparer une)

6 gouttes d'huile essentielle de lavande • 6 gouttes d'huile essentielle d'orange douce • 15 cl de térébenthine • 15 cl d'huile de lin vierge • 8,5 cl de vinaigre de cidre • 8,5 cl d'alcool à brûler

Cette encaustique entretiendra vos plus beaux meubles en bois et leur donnera une très jolie patine. Versez la térébenthine dans un bocal en verre et ajoutez-y l'huile de lin vierge. Ajoutez ensuite le vinaigre de cidre et l'alcool à brûler puis, goutte à goutte, les deux huiles essentielles. Fermez le bocal et secouez-le vigoureusement pour mélanger les différents composants. Transvasez enfin la préparation ainsi obtenue dans un flacon et fermez hermétiquement. Appliquez cette encaustique maison en petites quantités, à l'aide d'un chiffon doux et non pelucheux, en frottant doucement pour bien faire pénétrer le produit dans le bois.

Mes conseils en plus

L'huile de lin nourrit le bois. La térébenthine, l'alcool à brûler et le vinaigre de cidre dissolvent les graisses autant que les poussières. Les huiles essentielles de lavande et d'orange masquent les odeurs puissantes, mais peu agréables, des autres composants.

À la longue, il se peut que les composants de cette encaustique aient tendance à se séparer. Ce n'est pas un problème : secouez énergiquement le flacon, puis appliquez l'encaustique sur vos meubles. Ce produit se conserve plusieurs mois.

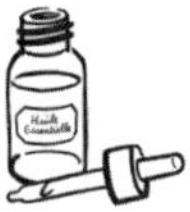

Épices pour la cuisine (préparer des sachets d')

25 gouttes d'huile essentielle d'orange amère • 25 gouttes d'huile essentielle de cannelle • 2 oranges • 2 cuil. à soupe de cannelle moulue • 2 cuil. à soupe de gingembre en poudre • 2 cuil. à soupe de quatre-épices en poudre • 1 cuil. à soupe de clous de girofle écrasés • 1 cuil. à soupe de muscade finement râpée • 1 cuil. à soupe de macis en poudre • 2 gousses de vanille

Pelez finement les oranges. Hachez les zestes et faites-les sécher dans un four réglé sur basse température (50 °C - th. 1) pendant environ 20 minutes. Versez les différentes épices dans un bol et mélangez-les. Débitez les gousses de vanille en tout petits morceaux et ajoutez-les au mélange avec les zestes. Incorporez ensuite les deux huiles essentielles, mélangez et transvasez le tout dans un bocal fermant hermétiquement. Laissez reposer pendant environ 1 semaine, en agitant le bocal de temps en temps. À la fin de ce temps de repos, découpez quelques carrés de mousseline de 20 cm de côté et déposez au centre de chaque carré une généreuse cuillerée du mélange. Refermez les sachets en les nouant avec du ruban ou du raphia et répartissez-les dans les armoires de cuisine contenant votre vaisselle ou vos provisions.

Mon conseil en plus

Ces petits sachets sont parfaits pour parfumer et embaumer les placards et armoires de cuisine, sans porter atteinte aux saveurs et senteurs de vos provisions.

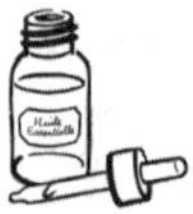

Fourmis (préparer un produit contre les)

3 gouttes d'huile essentielle d'orange douce • 1 cuil. à soupe de sucre en poudre • 1 cuil. à soupe de cristaux de borax

Si des fourmis ont envahi votre maison, il est temps de contre-attaquer ! Pour cela, mettez le sucre en poudre dans un bol, ajoutez-y les cristaux de borax et 2 cuillerées à soupe d'eau, puis mélangez. Incorporez ensuite l'huile essentielle d'orange douce et mélangez une nouvelle fois. Plongez quelques boules de coton dans ce mélange et veillez à bien les imbiber. Confectionnez vos pièges à fourmis jusqu'à ce que toute la préparation ait été absorbée par les boules de coton. Positionnez-les ensuite sur les lieux de passage les plus fréquentés par les fourmis et laissez ces dernières s'empoisonner tranquillement.

Mes conseils en plus

Les fourmis vont transporter ce poison – qui reste toutefois inoffensif pour vos animaux de compagnie qui n'auront d'ailleurs aucune envie d'y poser le museau – jusqu'à leur fourmilière et ainsi empoisonner toutes les autres bestioles indésirables.

Pour information, sachez que les fourmis ont aussi horreur de certaines épices qui dégagent un parfum trop puissant : le piment de Cayenne, la menthe poivrée séchée, la sauge séchée, la cannelle…

L'utilisation du borax, pour économique et efficace qu'elle soit, demande tout de même quelques petites précautions de base : le produit doit toujours rester hors de portée des animaux domestiques et des enfants, il est conseillé de porter des gants lors de son utilisation car il peut se montrer nocif en cas de peau abîmée, de blessure…

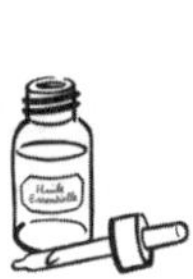

Lessive en poudre (préparer une)

6 gouttes d'huile essentielle de bois de santal • 1 tasse de bicarbonate de soude • 1 tasse de cristaux de soude • 1 tasse de savon pur, en copeaux

Versez tous les ingrédients dans un petit bol et mélangez-les intimement. Utilisez ce produit, comme une lessive en poudre classique, en comptant environ 1 demi-tasse de produit par lavage.

Mon conseil en plus

La quantité de produit indiqué pour une lessive est une moyenne. La quantité exacte de produit dépend de la quantité de linge et de son état (plus ou moins sale).

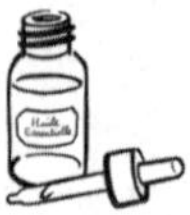

Lessive pour linge délicat (préparer une)

2 gouttes d'huile essentielle de lavande • 2 gouttes d'huile essentielle de palmarosa • 1/2 tasse de savon liquide de Castille

Versez les différents composants dans une bassine de lessive avec 3 tasses d'eau chaude et mélangez intimement. Lavez ensuite votre linge délicat dans cette préparation, en le pressant délicatement. Rincez ensuite à l'eau froide et faites sécher.

Mon conseil en plus

Ce produit convient à la majorité des linges délicats qui demandent une lessive soigneuse, à la main.

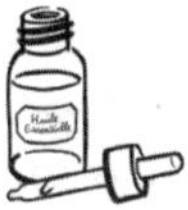

Lessive tous textiles (préparer une)

8 gouttes d'huile essentielle d'arbre à thé • 1 tasse de bicarbonate de soude • 1 tasse de cristaux de soude • 1/4 de tasse de savon liquide de Castille

Faites dissoudre les cristaux de soude dans 2 tasses d'eau chaude. Mélangez bien jusqu'à obtention d'une préparation parfaitement homogène. Incorporez ensuite tous les autres composants et mélangez une nouvelle fois. À chaque lessive, utilisez environ 1 demi-tasse de cette préparation.

Mes conseils en plus

Réputée pour ses propriétés antibactériennes et fongicides, l'huile essentielle d'arbre à thé peut éventuellement être remplacée par la même quantité d'huile essentielle d'orange douce, qui aide au détachage.

Les proportions de composants fournies ci-dessus vous permettront de réaliser environ une dizaine de lessives, en fonction de la quantité de linge et de son état (plus ou moins sale).

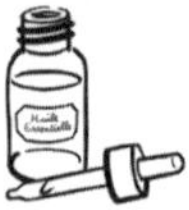

Meubles en bambou (entretenir les)

6 gouttes d'huile essentielle de lavande • 1/4 de tasse de savon liquide de Marseille

Versez l'huile essentielle de lavande, le savon et 1 tasse d'eau dans une bouteille munie d'un vaporisateur et mélangez-les intimement. Vaporisez ensuite le produit bien mélangé sur le meuble à entretenir. Laissez agir pendant quelques minutes, puis essuyez à l'aide d'un chiffon propre, doux et non pelucheux.

Mon conseil en plus

La lavande va donner à vos meubles en bambou une agréable senteur légèrement surannée. Cependant, en fonction de vos goûts, vous pouvez éventuellement la remplacer, en même quantité, par une autre huile essentielle de votre choix.

Meubles en bois (préparer une cire pour les)

4 gouttes d'huile essentielle de palmarosa • 1 cuil. à soupe de vinaigre blanc • 1/2 tasse d'huile d'olive vierge extra

Versez tous les ingrédients dans un récipient muni d'un bouchon à vis et mélangez-les intimement. Avant chaque usage, secouez vigoureusement la préparation. Appliquez cette cire sur vos meubles en bois, puis frottez avec un chiffon propre, doux et non pelucheux, jusqu'à obtention d'un beau brillant.

Mon conseil en plus

Cette cire redonne du brillant à vos meubles en bois tout en les nourrissant. Elle ne peut être appliquée que sur des meubles qui ont été préalablement dépoussiérés.

Meubles en bois de jardin (rénover des)

5 gouttes d'huile essentielle de lavande • 4 gouttes d'huile essentielle de géranium • 3 verres d'essence de térébenthine

Les meubles de jardin en bois finissent par s'abîmer à force d'être confrontés à l'humidité, au soleil ou à la pluie. Ils se ternissent et, parfois, présentent des marques blanchâtres peu élégantes. Pour rénover ces meubles de manière efficace et sans utiliser les onéreux produits chimiques du commerce, versez la térébenthine dans un bol et ajoutez-y l'huile essentielle de lavande. Mélangez, puis incorporez l'huile essentielle de géranium. Mélangez à nouveau, puis transvasez cette préparation dans un bocal fermant hermétiquement. Agitez vigoureusement avant chaque utilisation. Imprégnez un chiffon propre, doux et non pelucheux de cette solution, puis passez-le sur toutes les surfaces à traiter. Laissez sécher, puis faites briller avec une peau de chamois.

Mon conseil en plus

Si vous désirez que le bois de vos meubles de jardin soit encore plus éclatant, appliquez soigneusement de la cire (voir la cire pour les meubles en bois, page 205) après ce produit rénovateur aux huiles essentielles.

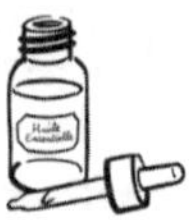

Meubles en plastique (nettoyer les)

10 gouttes d'huile essentielle au choix • 1 cuil. à soupe de borax • 1 cuil. à soupe de vinaigre blanc • 1 cuil. à soupe de savon liquide de Castille

Faites dissoudre le borax dans 2 tasses d'eau chaude, puis ajoutez les autres composants. Transvasez le mélange obtenu dans une bouteille munie d'un vaporisateur. Appliquez ce produit sur les meubles en plastique et essuyez à l'aide d'un chiffon humide.

Mes conseils en plus

Cette astuce est également valable pour les meubles en mélamine.

L'utilisation du borax, pour économique et efficace qu'elle soit, demande tout de même quelques petites précautions de base : le produit doit toujours rester hors de portée des animaux domestiques et des enfants, il est conseillé de porter des gants lors de son utilisation car il peut se montrer nocif en cas de peau abîmée, de blessure…

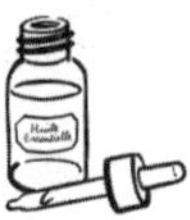

Micro-ondes (nettoyer le)

4 gouttes d'huile essentielle de thym • 4 gouttes d'huile essentielle de citron • 1 cuil. à soupe de vinaigre de vin blanc • 1/2 tasse de bicarbonate de soude

Versez les divers composants de ce produit dans un bol et mélangez-les intimement jusqu'à obtention d'une pâte. Appliquez-la avec un chiffon propre, doux et non pelucheux à l'intérieur de votre four à micro-ondes. Essuyez ensuite avec un chiffon humide et laissez l'appareil sécher à l'air libre, porte ouverte.

Mon conseil en plus

Avant d'utiliser ce produit nettoyant à l'intérieur de votre four à micro-ondes, retirez la plaque tournante et nettoyez-la séparément à l'aide d'un chiffon simplement humidifié de vinaigre blanc.

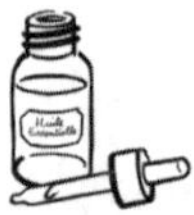

Miroirs (nettoyer les)

5 gouttes d'huile essentielle d'eucalyptus • 1 tasse de vinaigre blanc

Versez les deux composants dans un bol et mélangez-les intimement. Transvasez le produit obtenu dans un flacon muni d'un vaporisateur. Vaporisez-le sur tous vos miroirs (salle de bains, chambre, hall d'entrée...), puis essuyez-les à l'aide d'un chiffon propre, doux, sec et non pelucheux.

Mon conseil en plus

Un produit parfait pour des miroirs sans buée ! Idéal dans la salle de bains.

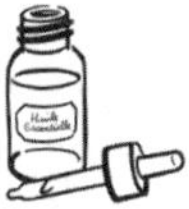

Mites (préparer des sachets contre les) (1)

3 gouttes d'huile essentielle de lavande • 1 goutte d'huile essentielle de romarin • 100 g de lavande fraîche • 100 g d'armoise fraîche • 100 g de romarin frais • 2 bâtons de cannelle • 25 g de poudre d'iris • 2 cuil. à café de clous de girofle

À l'aide de ciseaux, coupez les différentes herbes au-dessus d'un bol, puis ajoutez les bâtons de cannelle préalablement réduits en poudre, ainsi que la poudre d'iris et les clous de girofle. Incorporez les huiles essentielles et mélangez tous les composants. Étalez quelques mouchoirs en tissu propres sur un plan de travail et versez 3 cuillerées à café du mélange au centre de chaque mouchoir. Ramassez les bords de chaque mouchoir sur eux-mêmes et nouez-les avec un ruban. Accrochez ensuite ces sachets antimites dans vos penderies. Les mites ne s'attaqueront plus à vos vêtements !

Mes conseils en plus

Mettez ces sachets près de vos pulls en laine, que les mites apprécient particulièrement.

Ces sachets antimites agissent en douceur et ne risquent pas de saturer vos vêtements d'odeurs indésirables, contrairement à d'autres produits tels que la naphtaline, par exemple.

Si vous préférez utiliser des herbes séchées, comptez seulement 50 g de chaque herbe séchée, sans modifier les proportions des autres composants.

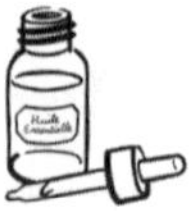

Mites (préparer des sachets contre les) (2)

15 gouttes d'huile essentielle de lavande • 15 gouttes d'huile essentielle de pin parasol • 15 g de racine d'iris • 120 g de talc

Une autre possibilité s'offre à vous si vous désirez protéger vos vêtements des mites, sans avoir recours aux substances chimiques. Mélangez intimement les deux huiles essentielles, la poudre d'iris et le talc, de manière à obtenir un mélange parfaitement homogène. Répartissez-le ensuite dans des petits sachets en tissu, à refermer à l'aide de rubans. Positionnez-les dans vos armoires et penderies, à proximité de vos plus précieux vêtements.

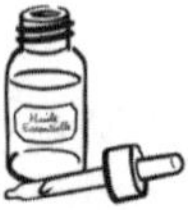

Nettoyant multi-usage (préparer un)

1/2 cuil. à café d'huile essentielle de citron • 4 cuil. à soupe de borax • 1 cuil. à café de savon liquide

Mettez le borax dans un bol et ajoutez le savon liquide. Mélangez, en ajoutant éventuellement encore un peu de savon, jusqu'à l'obtention d'une préparation pâteuse et crémeuse. Incorporez alors l'huile essentielle de citron et remuez une nouvelle fois.

Mes conseils en plus

Nettement plus sain et au moins aussi efficace que les onéreux produits de nettoyage du commerce, n'incluant ni eau de Javel ni autres produits toxico-chimiques dangereux pour l'environnement et la santé, ce produit de nettoyage se veut multi-usage et est utilisable dans quasiment toute la maison.

Préparez-en de petites quantités à la fois, en fonction de vos besoins.

L'utilisation du borax, pour économique et efficace qu'elle soit, demande tout de même quelques petites précautions de base : le produit doit toujours rester hors de portée des animaux domestiques et des enfants, il est conseillé de porter des gants lors de son utilisation car il peut se montrer nocif en cas de peau abîmée, de blessure…

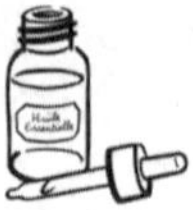

Nettoyant pour carrelages (préparer un)

12 gouttes d'huile essentielle de lavande • 12 gouttes d'huile essentielle d'eucalyptus • 12 gouttes d'huile essentielle de thym • 12 gouttes d'huile essentielle de genièvre • 2 cuil. à café d'alcool à brûler • 1 cuil. à soupe de borax

Versez l'alcool à brûler dans un bol et ajoutez-y les diverses huiles essentielles et le borax, sans cesser de remuer, jusqu'à obtention d'une préparation parfaitement homogène. Transvasez le produit obtenu dans 60 cl d'eau chaude, puis mélangez à nouveau avec une cuillère métallique. Enfin, transvasez le tout dans un flacon fermant hermétiquement. Pour l'utiliser sur n'importe quelle surface carrelée, imbibez-en un chiffon propre, doux et non pelucheux et passez-le sur les surfaces à nettoyer. Rincez à l'eau claire.

Mon conseil en plus

Pour réussir ce produit, l'eau doit être très chaude, mais surtout pas bouillante, pour qu'elle dissolve ensuite le borax sans détruire les intéressantes propriétés des différentes huiles essentielles.

L'utilisation du borax, pour économique et efficace qu'elle soit, demande tout de même quelques petites précautions de base : le produit doit toujours rester hors de portée des animaux domestiques et des enfants, il est conseillé de porter des gants lors de son utilisation car il peut se montrer nocif en cas de peau abîmée, de blessure…

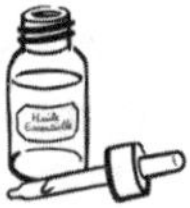

Nettoyant pour le cristal (préparer un)

3 à 5 gouttes d'huile essentielle de thym • 25 g de levure • 20 cl d'eau distillée

Versez la levure dans un bol, en la tamisant et en veillant à ce qu'il n'y ait aucun grumeau. Ajoutez l'eau distillée et mélangez bien à la cuillère, jusqu'à obtention d'une pâte fine, crémeuse et sans le moindre grumeau. Incorporez l'huile essentielle de thym et mélangez à nouveau. Laissez reposer la préparation pendant quelques minutes. Trempez ensuite un chiffon doux et non pelucheux (ou un tampon d'ouate) dans cette préparation et frottez-en les objets en cristal. Laissez sécher à l'air libre et recommencez la même opération (le cristal doit être opaque). Rincez ensuite les verres à l'eau tiède et essuyez-les. Faites-les alors briller avec une peau de chamois sèche.

Mon conseil en plus

Les proportions indiquées permettent de préparer du produit pour nettoyer six verres en cristal.

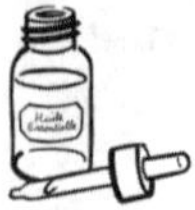

Nettoyant pour les lunettes (préparer un)

3 gouttes d'huile essentielle de géranium • 3,5 cl d'alcool à 90°

Versez l'alcool à 90° dans un bol et ajoutez-y 3 gouttes d'huile essentielle de géranium. Mélangez le tout à la cuillère. Trempez un morceau de coton dans cette préparation, puis frottez doucement les verres des lunettes. Laissez sécher. Enfin, faites briller les verres en les frottant avec un essuie-verre. S'ils ne sont pas parfaitement propres, recommencez la même opération.

Mon conseil en plus

Si la monture des lunettes est en métal, évitez absolument de la toucher avec ce produit car il pourrait en ternir l'éclat.

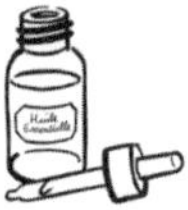

Nettoyant pour meubles de cuisine (préparer un)

6 gouttes d'huile essentielle d'orange douce • 6 gouttes d'huile essentielle de citron • 2 cuil. à soupe de borax • 1/2 tasse de vinaigre blanc • 1/2 tasse de jus de citron jaune fraîchement pressé • 2 cuil. à soupe de savon liquide de Castille

Faites dissoudre le borax dans 1 demi-tasse d'eau chaude. Transvasez ce mélange dans une bouteille munie d'un vaporisateur puis ajoutez-y les autres ingrédients. Complétez la bouteille avec 2 tasses et demie d'eau froide. Fermez la bouteille et secouez vigoureusement. Vaporisez ce produit sur la surface du meuble de cuisine à nettoyer, puis essuyez avec un chiffon propre et humide.

Mon conseil en plus

Cet extraordinaire produit nettoyant élimine les taches laissées par d'éventuels ingrédients, enlève le gras, évince la saleté... sur les armoires de cuisine et les plans de travail, mais aussi sur les surfaces extérieures du réfrigérateur, du congélateur, du lave-vaisselle, du four à micro-ondes...

L'utilisation du borax, pour économique et efficace qu'elle soit, demande tout de même quelques petites précautions de base : le produit doit toujours rester hors de portée des ani-

maux domestiques et des enfants, il est conseillé de porter des gants lors de son utilisation car il peut se montrer nocif en cas de peau abîmée, de blessure...

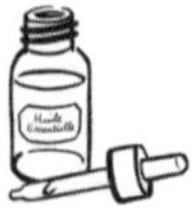

Nettoyant pour la moquette (préparer un)

6 gouttes d'huile essentielle de lavande • 3 gouttes d'huile essentielle de sauge • 1 cuil. à soupe de savon liquide de Castille • 1/4 de tasse de vinaigre

Faites dissoudre le savon liquide de Castille dans 2 tasses d'eau chaude et mélangez. Ajoutez ensuite l'huile essentielle de lavande, l'huile essentielle de sauge et le vinaigre. Mélangez une nouvelle fois tous ces composants. Appliquez ce mélange sur la moquette à l'aide d'une éponge, en prenant soin de procéder par petites surfaces. Frottez ensuite avec une brosse, doucement, afin de bien imprégner les fibres. Laissez sécher à l'air libre, puis passez l'aspirateur.

Mes conseils en plus

N'utilisez que peu de produit. La moquette ne doit pas être mouillée, mais tout juste humidifiée.

Préalablement, faites un petit test sur une partie cachée de la moquette pour vous assurer du bon résultat de ce produit maison.

Nettoyant pour la salle de bains (préparer un)

1/2 tasse d'huile essentielle de citron • 1/2 tasse de borax

Versez les deux composants dans un bol et émulsionnez-les de manière à obtenir une pâte. Appliquez-la ensuite sur les différentes surfaces à nettoyer dans votre salle de bains. Laissez le produit agir pendant 30 minutes environ, puis rincez généreusement et séchez.

Mon conseil en plus

Grâce au citron, ce produit est également un très bon désinfectant qui, en outre, laisse planer derrière lui une odeur aussi fraîche qu'agréable. L'huile essentielle de citron complète l'action efficace du borax pour éliminer toutes les taches.

L'utilisation du borax, économique et efficace, demande tout de même quelques petites précautions de base : le produit doit toujours rester hors de portée des animaux domestiques et des enfants, il est conseillé de porter des gants lors de son utilisation car il peut se montrer nocif en cas de peau abîmée, de blessure…

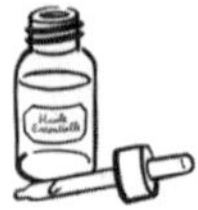

Nettoyant pour le verre (préparer un)

3 gouttes d'huile essentielle de jasmin • 10 cl d'eau de rose • 10 gouttes d'alcool à 90°

Versez l'eau de rose dans un bol, puis ajoutez l'alcool et l'huile essentielle de jasmin. Mélangez bien tous les composants. Imprégnez ensuite une peau de chamois de cette préparation et passez-la doucement sur l'objet en verre. Laissez sécher à l'air libre, puis faites briller avec un torchon de coton propre et non pelucheux.

Mon conseil en plus

Il faut vraiment être attentif au juste dosage des composants de ce produit parce qu'un excès d'huile essentielle de jasmin ou d'alcool à 90° pourrait laisser des traces sur l'objet en verre, ce qui est bien entendu le contraire du but recherché.

Paille tressée (nettoyer la)

3 à 5 gouttes d'huile essentielle de géranium • 12 gouttes de jus de citron jaune fraîchement pressé • 1 blanc d'œuf

Versez le jus de citron (mais pas de pulpe, ni de pépins !) dans un bol et ajoutez-y le blanc d'œuf. Remuez vigoureusement à la cuillère, puis incorporez l'huile essentielle de géranium. Mélangez, puis trempez l'extrémité d'un chiffon de coton dans la préparation, en évitant de trop mouiller le chiffon. Appliquez sur la paille tressée, en tapotant. Laissez sécher à l'air libre, puis passez délicatement une brosse pour faire briller.

Mes conseils en plus

Le jus de citron doit être utilisé avec une certaine précaution car il peut décolorer la paille. Il est donc fortement déconseillé de dépasser la quantité indiquée.

Si la paille est vraiment très sale, il suffit de monter le blanc d'œuf en une neige assez ferme et de procéder comme indiqué ci-dessus.

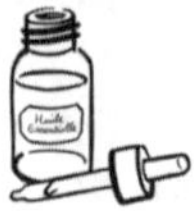

Parfum d'ambiance au jasmin (préparer un)

3 à 5 gouttes d'huile essentielle de jasmin • 3 cuil. à soupe d'huile végétale • 2 ou 3 rameaux de cèdre du Liban • 10 pétales de fleurs de jasmin

Versez l'huile végétale dans un bol propre et sec. Détachez soigneusement les aiguilles de cèdre du Liban des rameaux et coupez-les en menus morceaux, en veillant à ne sélectionner que les plus jeunes pousses. Mettez les aiguilles coupées en morceaux dans l'huile végétale. Ajoutez-y les pétales de fleurs de jasmin et remuez le tout à l'aide d'une cuillère en bois. Versez ensuite les gouttes d'huile essentielle de jasmin afin d'obtenir un arôme plus prononcé. Remuez une nouvelle fois et laissez macérer pendant 24 heures.

À l'issue de ce temps de macération, transvasez ce parfum d'ambiance dans un flacon. Utilisez-le ensuite de la manière suivante : versez-en 1 ou 2 gouttes sur une bougie et patientez 1 ou 2 minutes avant de l'allumer. En brûlant, la bougie dégagera un agréable parfum.

Mes conseils en plus

Pour cette préparation, privilégiez l'huile végétale la plus neutre possible. L'huile de tournesol convient parfaitement.

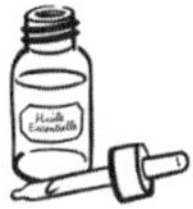

Parfum pour les rideaux (préparer un)

4 à 6 gouttes d'huile essentielle de bergamote • 2 brins de mimosa • 6 à 8 pétales de géranium

Sélectionnez des brins de mimosa généreusement fleuris. Détachez les glomérules en faisant attention de ne pas les abîmer. Déposez-les délicatement dans un bol. Ajoutez-y les pétales de géranium, puis l'huile essentielle de bergamote. Ajoutez ensuite une quantité d'eau suffisante pour obtenir un parfum prononcé mais pas excessivement fort. Remuez le tout délicatement pour ne pas abîmer les pétales de géranium. Filtrez ensuite cette préparation et transvasez-la dans un flacon muni d'un vaporisateur. En fonction des besoins, pulvérisez ce parfum sur vos rideaux, à faible distance.

Mes conseils en plus

Les pétales de géranium doivent être frais et veloutés.

La quantité d'eau exacte dépend de la préparation que vous désirez obtenir : un parfum doux ou plus prononcé. C'est donc à vous d'ajouter de l'eau selon votre goût.

Vous apprécierez particulièrement ce savoureux parfum si des odeurs de nourriture ou de tabac, ont imprégné vos rideaux.

Parquet en bois exotique (entretenir un)

10 gouttes d'huile essentielle d'orange douce • 10 gouttes d'huile essentielle de bergamote • 4 tasses de vinaigre

Versez tous les composants dans 4 tasses d'eau chaude et mélangez-les intimement. Trempez une serpillière ou un balai à franges dans cette solution, puis passez l'ustensile sur le parquet, en procédant par petites surfaces. Terminez en passant une serpillière sèche.

Mes conseils en plus

La serpillière ou le balai à franges ne doivent pas être trempés, ni dégouliner de produit. Ils doivent être juste humidifiés.

Pour un parquet ordinaire, trempez plutôt la serpillière ou le balai à franges dans 2 tasses de thé froid. Cela éliminera les poussières, rendra son aspect brillant au parquet et dégagera une agréable senteur.

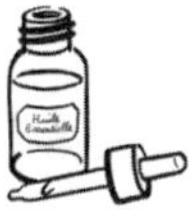

Pot-pourri aux litchis (préparer un)

20 gouttes d'huile essentielle de bois de cèdre • 10 gouttes d'huile essentielle d'orange amère • 10 gouttes d'huile essentielle de cardamome • 125 g de bâtons de cannelle • 125 g d'écorce d'arbre • 250 g de litchis séchés

Dans une terrine, déchirez l'écorce d'arbre en morceaux de taille moyenne. Ajoutez-y l'huile essentielle de bois de cèdre. Dans une autre terrine, cassez les bâtons de cannelle en deux de manière à en obtenir 3 grosses poignées. Ajoutez-y l'huile essentielle d'orange amère. Mettez les litchis séchés dans une troisième terrine et ajoutez-y l'huile essentielle de cardamome. Ensuite, versez les morceaux d'écorce, la cannelle et les litchis dans un sac en plastique. Fermez-le, puis agitez-le de façon à bien mélanger les ingrédients.

Laissez reposer pendant 1 semaine, en agitant le sac de temps en temps pour permettre aux odeurs de se développer, puis arrangez le pot-pourri dans un petit panier en bambou similaire à ceux que l'on utilise pour la cuisson à la vapeur (les espaces dans le fond de ce panier permettent une meilleure libération des parfums). Ce pot-pourri est parfait pour parfumer une pièce de la maison.

Mes conseils en plus

Les morceaux d'écorce d'arbre ne doivent pas être trop petits, car ils risqueraient de passer à travers le fond du panier en bambou.

L'huile essentielle d'orange amère apporte un parfum frais et délicat, l'huile essentielle de cardamome offre une odeur assez pénétrante et légèrement camphrée et l'huile essentielle de bois de cèdre dégage un arôme très typé.

Lorsque les senteurs commencent à diminuer, remettez tous les ingrédients dans un sac en plastique et ajoutez les différentes huiles essentielles dans les mêmes quantités. Fermez le sac, agitez-le et laissez-le reposer pendant 1 semaine, comme précédemment.

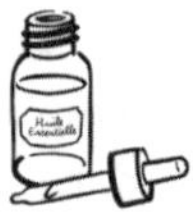

Pot-pourri d'ambiance (confectionner un)

2 gouttes d'huile essentielle au choix, par cône de pin • 8 à 10 cônes de pin • 8 à 10 bâtons de cannelle

Après avoir laissé les éventuels insectes s'échapper des cônes de pin et après en avoir éliminé tous les petits morceaux qui s'en détachaient facilement, divisez les cônes de pin en deux tas identiques. Sur chaque cône du premier tas, versez 2 gouttes d'huile essentielle. Disposez-les ensuite dans une terrine en bois ou en terre cuite. Procédez de la même manière avec les cônes de pin formant le second tas : utilisez une huile essentielle différente de la première et versez 2 gouttes sur chaque cône. Empilez ensuite ceux-ci sur les premiers cônes, dans la terrine.

D'autre part, faites un petit fagot avec les bâtons de cannelle et nouez-les à l'aide d'un morceau de raphia. Disposez ce fagot de cannelle au sommet des cônes de pin. Disposez enfin votre pot-pourri dans l'une de vos pièces d'habitation ou dans l'entrée de la maison : il diffusera une senteur agréable pendant plusieurs mois.

Mes conseils en plus

Le choix de l'huile essentielle dépend de l'ambiance que vous désirez créer. Par exemple, vous pouvez privilégier soit un parfum boisé, soit une senteur épicée ; cette dernière étant encore accentuée grâce aux bâtons de cannelle. Parmi les huiles essentielles à retenir pour la confection de ce pot-pourri délicieusement parfumé et odorant : le pin, la cannelle, le santal ou le gingembre.

Une petite astuce pour la récolte de vos cônes de pin : ramassez-les dans le jardin ou en forêt par une journée sèche et lorsqu'ils sont bien ouverts. Secouez-les et mettez-les sur une feuille de papier journal pendant toute une nuit afin de laisser la possibilité aux éventuels insectes qui s'y blottissent de s'échapper.

Le nombre exact de cônes de pin dépend de leur taille : s'ils sont petits, vous devrez bien entendu en utiliser plus que s'ils sont d'un beau gabarit. Le tout est de remplir une terrine en bois ou en terre cuite de taille moyenne.

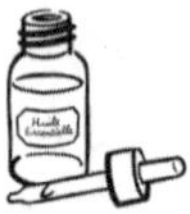

Poubelle (nettoyer une)

4 gouttes d'huile essentielle d'arbre à thé • 1 cuil. à soupe de borax

Versez l'huile essentielle, le borax et 3 cuillerées à soupe d'eau chaude dans un bol et mélangez-les intimement. Passez cette solution à l'intérieur et à l'extérieur de la poubelle, puis essuyez-la avec un chiffon propre et humide.

Mes conseils en plus

Le nettoyage de la poubelle est l'une des tâches les plus déplaisantes et les plus ingrates dans la maison. Mais elle est essentielle car, à la longue, la poubelle peut dégager des odeurs nauséabondes, voire abriter des petits vers attirés par les résidus qui y sont déversés.

Ce produit à base d'huile essentielle d'arbre à thé nettoie et désinfecte tout à la fois. Deux opérations en une seule !

L'utilisation du borax, pour économique et efficace qu'elle soit, demande tout de même quelques petites précautions de base : le produit doit toujours rester hors de portée des animaux domestiques et des enfants, il est conseillé de porter des gants lors de son utilisation car il peut se montrer nocif en cas de peau abîmée, de blessure…

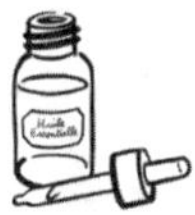

Prétrempage (préparer un mélange pour)

6 gouttes d'huile essentielle d'eucalyptus • 1 tasse de vinaigre blanc • 1/2 tasse de borax

Faites dissoudre le borax dans 3 tasses d'eau chaude, puis laissez refroidir. Ajoutez ensuite les autres composants avant le lavage habituel. Faites tremper le linge à laver pendant environ 2 heures dans le bac de lavage.

Mes conseils en plus

Si les taches sur votre linge sont vraiment très tenaces, elles exigeront peut-être un temps de trempage plus long. Autre possibilité : une application de glycérine qui permet de détendre les fibres des tissus et de libérer les taches avant le lavage habituel.

L'utilisation du borax, pour économique et efficace qu'elle soit, demande tout de même quelques petites précautions de base : le produit doit toujours rester hors de portée des animaux domestiques et des enfants, il est conseillé de porter des gants lors de son utilisation car il peut se montrer nocif en cas de peau abîmée, de blessure…

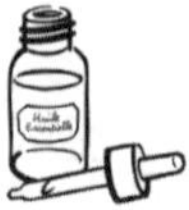

Produit pour la vaisselle à la main (préparer un) (1)

10 gouttes d'huile essentielle de lavande • 1 cuil. à soupe de jus de citron jaune fraîchement pressé • 2 cuil. à soupe d'argile en poudre • 1 cuil. à soupe de cendre

Versez l'argile en poudre dans un bol, puis ajoutez-y la cendre. Mélangez, ajoutez l'huile essentielle de lavande et le jus de citron. Mélangez une nouvelle fois, puis laissez reposer ce produit pendant environ 1 heure avant de l'utiliser. Versez-en 1 à 2 cuillerées à soupe dans de l'eau bien chaude, mélangez et faites votre vaisselle à la main, comme d'habitude.

Mes conseils en plus

De la cendre provenant d'une branche ou d'une bûche de votre feu ouvert convient parfaitement. Une seule précaution : le bois ne doit jamais avoir été traité chimiquement (peinture, cire, vernis...).

Si votre vaisselle est vraiment très, très sale, appliquez ce produit directement sur les ustensiles à laver et frottez vigoureusement.

Vous n'appréciez que modérément le parfum dégagé par l'huile essentielle de lavande ? Remplacez-la par la même quantité d'huile essentielle de romarin ou de thym.

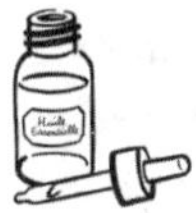

Produit pour la vaisselle à la main (préparer un) (2)

8 gouttes d'huile essentielle d'orange • 8 gouttes d'huile essentielle de citron vert • 15 gouttes d'huile essentielle de citron • 37,5 cl de savon de Castille liquide

Versez tous les ingrédients dans un bol et mélangez-les intimement. Transvasez-les ensuite dans une bouteille munie d'un gicleur. Agitez bien le mélange avant chaque utilisation, en comptant 2 cuillerées à soupe de ce produit pour chaque vaisselle.

Mes conseils en plus

Dégageant une très agréable fraîcheur citronnée, ce produit est un excellent nettoyant et un super-désinfectant. Cerise sur le gâteau : contrairement à l'immense majorité des produits industriels vendus dans le commerce à grand renfort de publicités truquées, il ne contient aucun composant chimique. Ce qui est d'autant plus important qu'il est destiné à nettoyer les ustensiles qui accueilleront ensuite vos aliments.

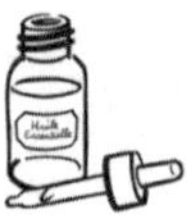

Puces (préparer une poudre contre les)

10 gouttes d'huile essentielle de menthe pouliot • 8 gouttes d'huile essentielle de citronnelle • 8 gouttes d'huile essentielle de romarin • 25 g de lavande séchée • 25 g de menthe pouliot séchée • 25 g de romarin séché • 250 g de bicarbonate de soude • 450 g de fécule de maïs

Votre animal de compagnie a des petits compagnons indésirables ? Les puces sont passées à l'attaque ? Qu'à cela ne tienne ! Mettez la lavande, la menthe pouliot et le romarin séchés dans le bol d'un mixeur. Réduisez ces herbes en une fine poudre et transvasez-la dans un plat creux. Incorporez le bicarbonate de soude et la fécule de maïs. Mélangez, puis ajoutez les diverses huiles essentielles et mélangez à nouveau. Transvasez le produit ainsi obtenu dans un sac, secouez et fermez. Laissez reposer cette poudre pendant quelques jours afin que les senteurs se diffusent. En fonction des besoins, saupoudrez cette préparation sur votre chien : elle est totalement inoffensive pour lui, par contre les puces ont horreur des fortes senteurs des herbes séchées.

Mes conseils en plus

Ne saupoudrez pas ce produit sur les yeux, la gueule ou la truffe de votre chien. En revanche, n'hésitez pas à insister plus particulièrement sur les zones sensibles : le ventre et les faces internes des cuisses essentiellement.

Ce produit naturel et fait maison est nettement plus économique et efficace que les produits antipuces chimiques vendus dans le commerce. En outre, ces derniers sont généralement au moins aussi dangereux pour votre animal de compagnie que pour les puces. Ce produit, lui, est totalement inoffensif pour votre chien, mais agit comme un répulsif naturel pour les puces qui détestent les puissantes senteurs dégagées.

Sol vinyle (nettoyage courant d'un)

20 gouttes d'huile essentielle de pin • 3 tasses de vinaigre blanc

Versez l'huile essentielle de pin, le vinaigre et 12 tasses d'eau chaude dans un seau et mélangez-les intimement. Trempez-y une serpillière ou un balai à franges, puis passez-le sur le revêtement de sol, en prenant toutefois soin de ne pas éclabousser autour.

Mes conseils en plus

La serpillière ou le balai à franges ne doivent pas être trempés, ni dégouliner de produit. Ils doivent être juste humidifiés.

Ce produit maison convient également pour les linoléums et les dalles en liège.

Sols (entretenir les) (1)

10 gouttes d'huile essentielle de lavande • savon noir liquide

Trois en un ! Grâce à cette préparation, vous pourrez laver vos sols carrelés, les désinfecter convenablement et parfumer très agréablement les différentes pièces de votre habitation. Il suffit pour cela d'ajouter 10 gouttes d'huile essentielle de lavande à du savon liquide, puis de verser le mélange ainsi obtenu dans le seau d'eau que vous allez utiliser pour le lavage de vos sols. Résultat garanti !

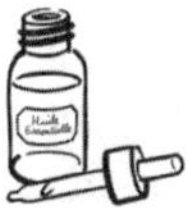

Sols (entretenir les) (2)

20 gouttes d'huile essentielle d'arbre à thé • 3/4 de tasse de savon liquide de Castille • 1,5 tasse de vinaigre blanc

Si vos sols carrelés sont vraiment très sales, voici un produit maison dont l'efficacité vous ravira ! Versez tous les composants dans un seau avec 12 tasses d'eau chaude et mélangez-les intimement. Trempez une serpillière ou un balai à franges dans le produit, puis passez-le sur le sol, en procédant par petites surfaces. Frottez bien afin de déloger toutes les saletés et les éventuels dépôts graisseux.

Mes conseils en plus

Après avoir utilisé ce très efficace produit, il n'est pas nécessaire de rincer.

La serpillière ou le balai à franges ne doivent pas être trempés, ni dégouliner de produit. Ils doivent être juste humidifiés.

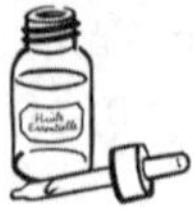

Spray de prédétachage pour le linge (préparer un)

6 gouttes d'huile essentielle d'arbre à thé • 1 cuil. à café de savon liquide de Castille • 1 cuil. à café de glycérine • 1 cuil. à café de borax

Faites dissoudre le borax dans 1 tasse d'eau chaude, puis ajoutez tous les autres composants. Transvasez la préparation obtenue dans un flacon muni d'un vaporisateur. Vaporisez ce produit maison sur les taches qui marquent votre linge, quelle qu'en soit l'origine. Laissez agir le produit pendant 2 ou 3 minutes, puis effectuez votre lessive comme d'habitude.

Mon conseil en plus

En principe, aucune tache ne résistera à ce spray, à utiliser avant de laver votre linge à la main ou en machine.

L'utilisation du borax, pour économique et efficace qu'elle soit, demande tout de même quelques petites précautions de base : le produit doit toujours rester hors de portée des animaux domestiques et des enfants, il est conseillé de porter des gants lors de son utilisation car il peut se montrer nocif en cas de peau abîmée, de blessure…

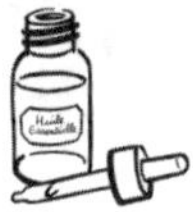

Surfaces murales (préparer une lessive pour les)

20 gouttes d'huile essentielle d'arbre à thé • 2 tasses de vinaigre blanc

Versez l'huile essentielle, le vinaigre blanc et 4 tasses d'eau chaude dans un seau et mélangez-les. Prenez une éponge propre pour essuyer les murs, en commençant du bas et en remontant vers le haut. Prévoyez un second seau rempli d'eau chaude. Après avoir appliqué le mélange sur les murs, utilisez une seconde éponge propre pour essuyer à nouveau les murs.

Mes conseils en plus

L'huile essentielle d'arbre à thé peut éventuellement être remplacée par la même quantité d'huile essentielle d'eucalyptus.

Le vinaigre blanc, indispensable en cuisine et pour une multitude de soins de beauté, est aussi un super-agent nettoyant, parfaitement adapté à une foule d'usages. Dans nombre de cas, ses propriétés sont comparables à celles du jus de citron jaune, qu'il peut éventuellement remplacer. Essentiel pour désinfecter, désodoriser ou combattre les moisissures, il reste imbattable pour nettoyer miroirs et vitres, pour dissoudre les graisses… C'est aussi le « meilleur ennemi » du tartre sous toutes ses formes. Pur ou dilué, cet ingrédient très économique présente en outre un autre attrait non négligeable : il est totalement biodégradable, n'ajoutant aucune émanation toxique dans l'atmosphère… et surtout dans votre atmosphère !

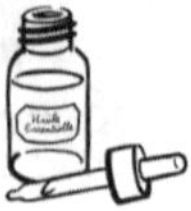

Vitres (nettoyer les)

8 gouttes d'huile essentielle de menthe poivrée • 1 tasse de vinaigre blanc

Faire les vitres n'est pas une tâche très agréable et, pour beaucoup d'entre nous, c'est même une véritable corvée. Autant se simplifier la vie au maximum pour obtenir un résultat étincelant ! Versez l'huile essentielle, le vinaigre blanc et 8 tasses d'eau chaude dans un seau et mélangez-les intimement. Appliquez le produit obtenu sur les vitres à l'aide d'une éponge, en partant du haut et en allant vers le bas. Essuyez ensuite à l'aide d'un chiffon propre et doux, ou avec une raclette, puis une nouvelle fois avec un chiffon propre et humide. Éliminez les dernières traces d'humidité avec une peau de chamois.

Mon conseil en plus

Ce produit est d'une redoutable efficacité pour les vitres « normalement » sales. Si elles sont vraiment très sales, ajoutez à la préparation 1 cuillerée à café de savon liquide de Castille. Aucune trace ne lui résistera.

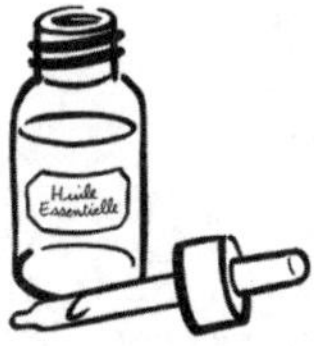

Index thématique

BEAUTÉ ET HYGIÈNE DU CORPS ... 35

- Acné (traiter l') ... 36
- Activateur de bronzage (préparer un) ... 38
- Bain (préparer des cristaux de) ... 38
- Bain (préparer un tonique pour le) ... 40
- Bain antistress (préparer un) ... 41
- Bain de bouche (préparer un) ... 42
- Bain relaxant (préparer un) ... 43
- Bain revigorant (préparer un) ... 44
- Bain tonifiant (préparer un) ... 45
- Callosités (traiter les) ... 46
- Cheveux (donner de la brillance aux) ... 47
- Cheveux (préparer une lotion pour les) ... 48
- Cheveux (préparer un shampoing doux pour les) ... 49
- Cheveux (préparer un shampoing sec pour les) ... 50
- Cheveux (préparer un shampoing tonique pour les) ... 51
- Cheveux (soin après-soleil pour les) ... 52
- Cheveux abîmés (préparer un shampoing pour les) ... 53
- Cheveux blonds (éclaircir les) ... 54
- Cheveux gris (préparer un shampoing pour les) ... 55
- Cheveux normaux (préparer un shampoing pour les) ... 56
- Cheveux secs (préparer un shampoing pour les) (1) ... 57
- Cheveux secs (préparer un shampoing pour les) (2) ... 57
- Cheveux ternes (préparer un shampoing pour les) ... 58
- Coussinet oculaire (réaliser un) ... 58
- Crème démaquillante (préparer une) (1) ... 59
- Crème démaquillante (préparer une) (2) ... 60
- Crème désincrustante pour le visage (préparer une) ... 61
- Crème régénératrice (préparer une) ... 62
- Déodorant (préparer un) ... 63
- Gommage pour le corps (préparer un) ... 64
- Huile anticellulite (préparer une) (1) ... 65
- Huile anticellulite (préparer une) (2) ... 66
- Huile de bain (préparer une) ... 67
- Huile hydratante pour le visage (préparer une) ... 69
- Lèvres (préparer un baume parfumé pour les) ... 70
- Lèvres (préparer un baume protecteur pour les) ... 71

- Lèvres (préparer un brillant à) (1) ... 72
- Lèvres (préparer un brillant à) (2) ... 73
- Lotion déodorante (préparer une) ... 74
- Lotion insectifuge (préparer une) ... 75
- Lotion pour le visage (préparer une) ... 76
- Mains (préparer un baume adoucissant pour les) ... 77
- Mains (préparer une crème pour les) ... 78
- Mains (préparer un onguent apaisant pour les) ... 79
- Masque de soin pour le visage (préparer un) ... 81
- Masque hydratant (préparer un) ... 82
- Masque nourrissant (préparer un) ... 83
- Masque pour peau à problèmes (préparer un) ... 84
- Masque pour peau sèche (préparer un) ... 85
- Masque pour peau sensible (préparer un) ... 86
- Massage (préparer un baume de) ... 87
- Massage facial relaxant (préparer un) ... 88
- Massage pour le visage (préparer un) ... 89
- Massage pour un teint lumineux (préparer un) ... 90
- Parfum revitalisant (préparer un) ... 91
- Parfum suave (préparer un) ... 92
- Peau grasse (préparer un sublimateur de teint pour) ... 93
- Peau normale (préparer un gel nettoyant pour) ... 94
- Peau sèche (préparer un hydratant de nuit pour) ... 94
- Peau sèche (préparer une lotion pour) ... 96
- Peau sensible (préparer une crème nourrissante pour) ... 97
- Peau sensible (préparer une eau rafraîchissante pour) ... 98
- Pellicules (lutter contre les) ... 99
- Pellicules (préparer un shampoing contre les) ... 100
- Pieds (préparer un antitranspirant pour les) ... 101
- Pieds (préparer un baume nourrissant pour les) ... 101
- Pieds (préparer un revitalisant pour les) ... 102
- Poudre cosmétique (préparer une) ... 103
- Poudre dentaire (préparer une) ... 104
- Poudre pour le corps (préparer une) (1) ... 105
- Poudre pour le corps (préparer une) (2) ... 106
- Savonnettes odorantes (préparer des) ... 107
- Vergetures (atténuer les) ... 108

SANTÉ ET BIEN-ÊTRE 111

- Abcès cutané (soigner un) 112
- Abcès dentaire (soigner un) 113
- Accouchement (préparer un) 114
- Acouphènes (soulager les) 115
- Aérophagie (traiter l') 117
- Agitation des enfants (calmer l') 118
- Allergie cutanée (soulager une) 119
- Allergie respiratoire (traiter une) 120
- Angine (soigner une) 122
- Anxiété (traiter l') 123
- Aphtes (traiter des) 124
- Arthrite (soulager les douleurs de l') 125
- Arthrose (soulager l') 126
- Ballonnements (traiter les) 127
- Bouffées de chaleur (traiter les) 128
- Bronchite (soigner une) 128
- Brûlure (soigner une) 129
- Calculs biliaires (soigner les) 130
- Cauchemars (lutter contre les) 132
- Choc émotionnel (faire face à un) 133
- Cicatrisation (favoriser la) 134
- Circulation sanguine (favoriser une bonne) 135
- Constipation (lutter contre la) 136
- Coup de soleil (soigner un) (1) 137
- Coup de soleil (soigner un) (2) 137
- Coupe-faim (préparer un) 138
- Coupure (soigner une) 139
- Crampes (soulager les douleurs causées par les) 139
- Crise de nerfs (soulager une) 140
- Déchirure musculaire (soulager une) 141
- Défenses immunitaires (renforcer les) 142
- Démangeaisons (calmer des) 142
- Déprime (traiter une légère) 143
- Diabète (aider à lutter contre le) 144
- Diarrhée (combattre la) 144
- Douleurs articulaires (soulager les) 145

- Douleurs d'estomac (soulager les) ... 146
- Douleurs musculaires (soulager les) ... 147
- Eczéma (traiter un) ... 147
- Engelures (soulager la douleur des) ... 148
- Entorse (soigner une) ... 149
- Fièvre (traiter la) ... 150
- Genou douloureux (soigner un) ... 150
- *Golf elbow* (soigner le) ... 150
- Hoquet (traiter le) ... 151
- Hyperactivité (traiter l') ... 152
- Hypertension (traiter l') ... 154
- Infections bronchiques (traiter les) ... 155
- Infections buccales (traiter les) ... 156
- Insomnie (lutter contre l') ... 157
- *Jet-lag* (combattre le) ... 158
- Jus dépuratif (préparer un) ... 159
- Jus détoxifiant (préparer un) ... 160
- Mal de dos (soulager un) ... 161
- Migraine (soulager une) ... 162
- Mycose des pieds (traiter une) ... 163
- Oignons aux pieds (soigner les) ... 164
- Opération chirurgicale (préparer une) ... 165
- Pied d'athlète (soigner le) ... 166
- Pieds fatigués (soulager les) ... 167
- Piqûres de moustiques (prévenir les) ... 168
- Résistance physique (augmenter naturellement la) ... 169
- Rhinite (soigner une) ... 170
- Rhumatismes (combattre les) ... 171
- Sautes d'humeurs (réguler les) ... 172
- Sommeil réparateur (préparer un) ... 173
- Système immunitaire (renforcer le) ... 174
- Vaginite (soigner une) ... 175
- Varicelle (soulager les démangeaisons causées par la) ... 176
- Varices (soigner les) ... 177

MAISON ET JARDIN 179

- Abat-jour (nettoyer un) 180
- Adoucissant pour les textiles (préparer un) 181
- Blanchissant pour le linge (préparer un) 182
- Bougies d'aromathérapie (préparer des) 183
- Broderie (raviver les couleurs d'une) 184
- Chaussures de sport (désodoriser les) 185
- Chaussures en cuir (nettoyer des) 186
- Congélateur ou réfrigérateur (nettoyer l'intérieur du) 187
- Cuir (détacher le) 188
- Cuir (traiter le) 189
- Cuvette des toilettes (détartrer la) 189
- Cuvette des toilettes (nettoyer la) 190
- Désodorisant au romarin (préparer un) 191
- Désodorisant d'ambiance (préparer un) 192
- Détachant pour lainages (préparer un) 193
- Détachant pour le coton et le lin (préparer un) 194
- Détachant pour le papier peint vinyle (préparer un) 195
- Détachant pour les tissus (préparer un) 196
- Encaustique (préparer une) 197
- Épices pour la cuisine (préparer des sachets d') 199
- Fourmis (préparer un produit contre les) 200
- Lessive en poudre (préparer une) 201
- Lessive pour linge délicat (préparer une) 202
- Lessive tous textiles (préparer une) 203
- Meubles en bambou (entretenir les) 204
- Meubles en bois (préparer une cire pour les) 205
- Meubles en bois de jardin (rénover des) 205
- Meubles en plastique (nettoyer les) 206
- Micro-ondes (nettoyer le) 207
- Miroirs (nettoyer les) 208
- Mites (préparer des sachets contre les) (1) 209
- Mites (préparer des sachets contre les) (2) 210
- Nettoyant multi-usage (préparer un) 210
- Nettoyant pour carrelages (préparer un) 212
- Nettoyant pour le cristal (préparer un) 213
- Nettoyant pour les lunettes (préparer un) 214

- Nettoyant pour meubles de cuisine (préparer un) 215
- Nettoyant pour la moquette (préparer un) 216
- Nettoyant pour la salle de bains (préparer un) 217
- Nettoyant pour le verre (préparer un) 218
- Paille tressée (nettoyer la) 219
- Parfum d'ambiance au jasmin (préparer un) 220
- Parfum pour les rideaux (préparer un) 221
- Parquet en bois exotique (entretenir un) 222
- Pot-pourri aux litchis (préparer un) 223
- Pot-pourri d'ambiance (confectionner un) 224
- Poubelle (nettoyer une) 226
- Prétrempage (préparer un mélange pour) 227
- Produit pour la vaisselle à la main (préparer un) (1) 228
- Produit pour la vaisselle à la main (préparer un) (2) 229
- Puces (préparer une poudre contre les) 230
- Sol vinyle (nettoyage courant d'un) 232
- Sols (entretenir les) (1) 232
- Sols (entretenir les) (2) 233
- Spray de prédétachage pour le linge (préparer un) 234
- Surfaces murales (préparer une lessive pour les) 235
- Vitres (nettoyer les) 236

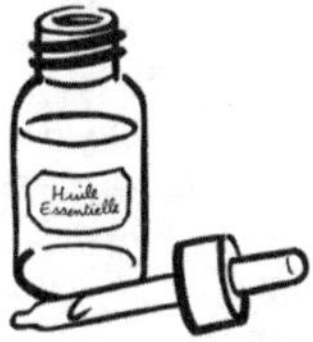

Index alphabétique

A

- Abat-jour (nettoyer un) 180
- Abcès cutané (soigner un) 112
- Abcès dentaire (soigner un) 113
- Accouchement (préparer un) 114
- Acné (traiter l') 36
- Acouphènes (soulager les) 115
- Activateur de bronzage (préparer un) 38
- Adoucissant pour les textiles (préparer un) 181
- Aérophagie (traiter l') 117
- Agitation des enfants (calmer l') 118
- Allergie cutanée (soulager une) 119
- Allergie respiratoire (traiter une) 120
- Angine (soigner une) 122
- Anxiété (traiter l') 123
- Aphtes (traiter des) 124
- Arthrite (soulager les douleurs de l') 125
- Arthrose (soulager l') 126

B

- Bain antistress (préparer un) 41
- Bain de bouche (préparer un) 42
- Bain (préparer des cristaux de) 38
- Bain (préparer un tonique pour le) 40
- Bain relaxant (préparer un) 43
- Bain revigorant (préparer un) 44
- Bain tonifiant (préparer un) 45
- Ballonnements (traiter les) 127
- Blanchissant pour le linge (préparer un) 182
- Bouffées de chaleur (traiter les) 128
- Bougies d'aromathérapie (préparer des) 183
- Broderie (raviver les couleurs d'une) 184
- Bronchite (soigner une) 128
- Brûlure (soigner une) 129

C

- Calculs biliaires (soigner les) 130
- Callosités (traiter les) 46

- Cauchemars (lutter contre les) 132
- Chaussures de sport (désodoriser les) 185
- Chaussures en cuir (nettoyer des) 186
- Cheveux abîmés (préparer un shampoing pour les) 53
- Cheveux blonds (éclaircir les) 54
- Cheveux (donner de la brillance aux) 47
- Cheveux gris (préparer un shampoing pour les) 55
- Cheveux normaux (préparer un shampoing pour les) 56
- Cheveux (préparer une lotion pour les) 48
- Cheveux (préparer un shampoing doux pour les) 49
- Cheveux (préparer un shampoing sec pour les) 50
- Cheveux (préparer un shampoing tonique pour les) 51
- Cheveux secs (préparer un shampoing pour les) (1) 57
- Cheveux secs (préparer un shampoing pour les) (2) 57
- Cheveux (soin après-soleil pour les) 52
- Cheveux ternes (préparer un shampoing pour les) 58
- Choc émotionnel (faire face à un) 133
- Cicatrisation (favoriser la) 134
- Circulation sanguine (favoriser une bonne) 135
- Congélateur ou réfrigérateur (nettoyer l'intérieur du) 187
- Constipation (lutter contre la) 136
- Coup de soleil (soigner un) (1) 137
- Coup de soleil (soigner un) (2) 137
- Coupe-faim (préparer un) 138
- Coupure (soigner une) 139
- Coussinet oculaire (réaliser un) 58
- Crampes (soulager les douleurs causées par les) 139
- Crème démaquillante (préparer une) (1) 59
- Crème démaquillante (préparer une) (2) 60
- Crème désincrustante pour le visage (préparer une) 61
- Crème régénératrice (préparer une) 62
- Crise de nerfs (soulager une) 140
- Cuir (détacher le) 188
- Cuir (traiter le) 189
- Cuvette des toilettes (détartrer la) 189
- Cuvette des toilettes (nettoyer la) 190

D

- Déchirure musculaire (soulager une) 141
- Défenses immunitaires (renforcer les)........ 142
- Démangeaisons (calmer des)........ 142
- Déodorant (préparer un) 63
- Déprime (traiter une légère) 143
- Désodorisant au romarin (préparer un) 191
- Désodorisant d'ambiance (préparer un)........ 192
- Détachant pour lainages (préparer un)........ 193
- Détachant pour le coton et le lin (préparer un) 194
- Détachant pour le papier peint vinyle (préparer un) 195
- Détachant pour les tissus (préparer un)........ 196
- Diabète (aider à lutter contre le) 144
- Diarrhée (combattre la)........ 144
- Douleurs articulaires (soulager les) 145
- Douleurs d'estomac (soulager les) 146
- Douleurs musculaires (soulager les) 147

E

- Eczéma (traiter un) 147
- Encaustique (préparer une) 197
- Engelures (soulager la douleur des)........ 148
- Entorse (soigner une) 149
- Épices pour la cuisine (préparer des sachets d') 199

F

- Fièvre (traiter la)........ 150
- Fourmis (préparer un produit contre les) 200
- Genou douloureux (soigner un)........ 150

G

- *Golf elbow* (soigner le) 150
- Gommage pour le corps (préparer un) 64

H

- Hoquet (traiter le) 151
- Huile anticellulite (préparer une) (1)........ 65
- Huile anticellulite (préparer une) (2)........ 66

- Huile de bain (préparer une) 67
- Huile hydratante pour le visage (préparer une) 69
- Hyperactivité (traiter l') 152
- Hypertension (traiter l') 154

I

- Infections bronchiques (traiter les) 155
- Infections buccales (traiter les) 156
- Insomnie (lutter contre l') 157

J

- *Jet-lag* (combattre le) 158
- Jus dépuratif (préparer un) 159
- Jus détoxifiant (préparer un) 160

L

- Lessive en poudre (préparer une) 201
- Lessive pour linge délicat (préparer une) 202
- Lessive tous textiles (préparer une) 203
- Lèvres (préparer un baume parfumé pour les) 70
- Lèvres (préparer un baume protecteur pour les) 71
- Lèvres (préparer un brillant à) (1) 72
- Lèvres (préparer un brillant à) (2) 73
- Lotion déodorante (préparer une) 74
- Lotion insectifuge (préparer une) 75
- Lotion pour le visage (préparer une) 76

M

- Mains (préparer un baume adoucissant pour les) 77
- Mains (préparer une crème pour les) 78
- Mains (préparer un onguent apaisant pour les) 79
- Mal de dos (soulager un) 161
- Masque de soin pour le visage (préparer un) 81
- Masque hydratant (préparer un) 82
- Masque nourrissant (préparer un) 83
- Masque pour peau à problèmes (préparer un) 84
- Masque pour peau sèche (préparer un) 85
- Masque pour peau sensible (préparer un) 86

- Massage facial relaxant (préparer un) 88
- Massage pour le visage (préparer un) 89
- Massage pour un teint lumineux (préparer un) 90
- Massage (préparer un baume de) 87
- Meubles en bambou (entretenir les) 204
- Meubles en bois de jardin (rénover des) 205
- Meubles en bois (préparer une cire pour les) 205
- Meubles en plastique (nettoyer les) 206
- Micro-ondes (nettoyer le) 207
- Migraine (soulager une) 162
- Miroirs (nettoyer les) 208
- Mites (préparer des sachets contre les) (1) 209
- Mites (préparer des sachets contre les) (2) 210
- Mycose des pieds (traiter une) 163

N

- Nettoyant multi-usage (préparer un) 210
- Nettoyant pour carrelages (préparer un) 212
- Nettoyant pour la moquette (préparer un) 216
- Nettoyant pour la salle de bains (préparer un) 217
- Nettoyant pour le cristal (préparer un) 213
- Nettoyant pour les lunettes (préparer un) 214
- Nettoyant pour le verre (préparer un) 218
- Nettoyant pour meubles de cuisine (préparer un) 215

O

- Oignons aux pieds (soigner les) 164
- Opération chirurgicale (préparer une) 165

P

- Paille tressée (nettoyer la) 219
- Parfum d'ambiance au jasmin (préparer un) 220
- Parfum pour les rideaux (préparer un) 221
- Parfum revitalisant (préparer un) 91
- Parfum suave (préparer un) 92
- Parquet en bois exotique (entretenir un) 222
- Peau grasse (préparer un sublimateur de teint pour) 93
- Peau normale (préparer un gel nettoyant pour) 94

- Peau sèche (préparer une lotion pour) 96
- Peau sèche (préparer un hydratant de nuit pour) 94
- Peau sensible (préparer une crème nourrissante pour) 97
- Peau sensible (préparer une eau rafraîchissante pour) 98
- Pellicules (lutter contre les) 99
- Pellicules (préparer un shampoing contre les) 100
- Pied d'athlète (soigner le) 166
- Pieds fatigués (soulager les) 167
- Pieds (préparer un antitranspirant pour les) 101
- Pieds (préparer un baume nourrissant pour les) 101
- Pieds (préparer un revitalisant pour les) 102
- Piqûres de moustiques (prévenir les) 168
- Pot-pourri aux litchis (préparer un) 223
- Pot-pourri d'ambiance (confectionner un) 224
- Poubelle (nettoyer une) 226
- Poudre cosmétique (préparer une) 103
- Poudre dentaire (préparer une) 104
- Poudre pour le corps (préparer une) (1) 105
- Poudre pour le corps (préparer une) (2) 106
- Prétrempage (préparer un mélange pour) 227
- Produit pour la vaisselle à la main (préparer un) (1) 228
- Produit pour la vaisselle à la main (préparer un) (2) 229
- Puces (préparer une poudre contre les) 230

R

- Résistance physique (augmenter naturellement la) 169
- Rhinite (soigner une) 170
- Rhumatismes (combattre les) 171

S

- Sautes d'humeurs (réguler les) 172
- Savonnettes odorantes (préparer des) 107
- Sols (entretenir les) (1) 232
- Sols (entretenir les) (2) 233
- Sol vinyle (nettoyage courant d'un) 232
- Sommeil réparateur (préparer un) 173
- Spray de prédétachage pour le linge (préparer un) 234
- Surfaces murales (préparer une lessive pour les) 235

• Système immunitaire (renforcer le) 174

V

• Vaginite (soigner une) 175
• Varicelle (soulager les démangeaisons causées par la) 176
• Varices (soigner les) 177
• Vergetures (atténuer les) 108
• Vitres (nettoyer les) 236